U0269945

超级孕妈"微话题"：

心情好，孕才好

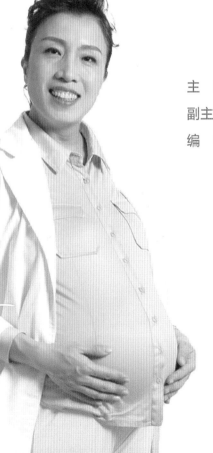

主　编　贾秀梅　李旭培　马良坤

副主编　史瑞萍　赵红梅

编　者　吕丹丹　陈　香　刘新伟

　　　　马惠宇　宋千里　王　然

人民卫生出版社
·北京·

图书在版编目（CIP）数据

心情好，孕才好 / 贾秀梅，李旭培，马良坤主编
. — 北京：人民卫生出版社，2020.12
（超级孕妈"微话题"）
ISBN 978-7-117-30877-9

Ⅰ.①心… Ⅱ.①贾… ②李… ③马… Ⅲ.①妊娠期
－妇幼保健－基本知识 Ⅳ.①R715.3

中国版本图书馆 CIP 数据核字（2020）第 223430 号

人卫智网	www.ipmph.com	医学教育、学术、考试、健康，
		购书智慧智能综合服务平台
人卫官网	www.pmph.com	人卫官方资讯发布平台

心情好，孕才好
Xinqing Hao, Yun Cai Hao

主　　编：贾秀梅　李旭培　马良坤
出版发行：人民卫生出版社（中继线 010-59780011）
地　　址：北京市朝阳区潘家园南里 19 号
邮　　编：100021
E － mail：pmph @ pmph.com
购书热线：010-59787592　010-59787584　010-65264830
印　　刷：三河市宏达印刷有限公司（胜利）
经　　销：新华书店
开　　本：889×1194　1/32　印张：7.5
字　　数：156 千字
版　　次：2020 年 12 月第 1 版
印　　次：2020 年 12 月第 1 次印刷
标准书号：ISBN 978-7-117-30877-9
定　　价：49.80 元
打击盗版举报电话：010-59787491　E-mail：WQ @ pmph.com
质量问题联系电话：010-59787234　E-mail：zhiliang @ pmph.com

作者简介

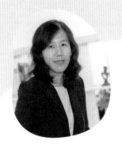

贾秀梅

- 中国科学院心理研究所　医学心理与心理咨询治疗专业硕士

- 国家二级心理咨询师

- 中国科学院心理研究所心理健康应用中心　咨询部负责人

- 中国医药教育协会母婴健康管理专委会　核心专家组成员

专业特长

- 擅长情绪管理、婚姻家庭、亲子关系、孕期心理、青春期等方面的心理咨询。

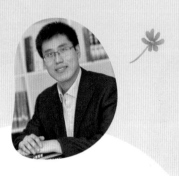

李旭培

- 博士

- 中国科学院心理研究所心理健康应用中心　执行主任

- 国际 EAP 协会中国分会　理事、副秘书长

- 中国社会心理学会心理健康专业委员会　委员

- 中国劳动经济学会职业开发与管理分会　理事

- 中华预防医学会健康风险评估与控制专业委员会青委会　委员

专业特长

- 职业心理健康促进

- 积极心理建设

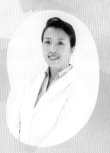

马良坤

- 北京协和医院妇产科　主任医师　博士
- 中国医药教育协会母婴健康管理专业委员会　主任委员
- 中国医师协会医学科学普及分会产科科普专委会　主任委员
- 中国康复医学会产后康复专委会产后营养学组　主任委员
- 国家健康科普专家库成员

专业特长

- 围产保健，妊娠期营养、运动、口腔、心理健康管理
- 妊娠期糖尿病、甲状腺功能障碍等疾病的诊治
- 移动医疗、可穿戴设备、微生态、多组学及队列研究

序言

　　国家全面开放二孩政策以来，社会对孕产妇身心健康的关注日益增多，特别是随着近些年关于产后抑郁造成的极端事件屡见报端，引起了包括医学界、心理学界在内的各方专业人士对孕产妇心理关爱工作的深入思考。

　　中国科学院心理研究所心理健康应用中心的工作团队一直致力于职业心理健康的维护与促进，很重要的一个工作就是提升对职场人士"三特一专"情境下的心理关爱。"三特"中有一"特"是指人生发展特期，重点关注毕生发展过程中所经历的重大生活事件对心理状态的影响并提供相应的解决方案。团队在工作中发现，怀孕生子作为一个重大的应激事件，对个人工作、生活、家庭结构和关系均会带来比较大的改变，因此需要对处于这个特殊时期的女性及其家人给予针对性的心理关怀。

　　同时，北京协和医院妇产科马良坤教授也在持续致力于推动包括医疗、心理、营养、运动在内的整合方案，双方在孕产妇心理关爱工作上迅速达成共识，并开展了一系列的合作。在马教授的推动下，中国科学院心理研究所心理健康应用中心的工作团队在协和医院进行了长期跟诊，对在医疗过程中发现的可能存在心理困扰或心理问题的孕妇进行及时干预，在取得良好工作成效的同时，也对孕产妇的心理状况有了更全面、更深入的了解。

团队成员看到了很多孕产妇在就诊和日常生活中表现出的无助、焦虑、抑郁乃至恐惧，这些负性情绪不仅影响着孕产妇个人的身心健康，而且对下一代的身心状况也会产生重要影响。研究表明，孕期焦虑可能使剖宫产和阴道助产的比例增高，容易导致早产、流产、难产或发生其他并发症等，甚至会导致新生儿认知、情感发育迟缓，行为能力低下，对远期的生长发育、心理健康等产生影响；产后抑郁不但可能引起产后出血及泌乳量的减少，而且会对婴儿的认知、情感和行为发育产生不良影响，也会增加家人照顾的负担，严重者甚至可能出现极端行为。

这本适合孕产妇及其家人阅读的心理健康预防书籍的撰写和出版，旨在倡导社会关注孕产妇群体的心理健康、提高全民心理健康意识。全民心理健康教育不应从出现问题开始，而应从准备孕育一个新生命时就开始。如果每一个家庭都能从女性准备怀孕开始就关注心理健康，某些问题就可以减少或避免，进而有助于两代人的身心健康。

　　本书由中国科学院心理研究所心理健康应用中心执行主任李旭培博士和中心心理咨询模块负责人贾秀梅老师牵头，组织中心一批具有丰富孕产妇心理咨询经验的心理咨询师一起编写。书稿的策划和写作也得到了马良坤教授的专业支持。本书所关注的话题均来自孕产妇心理咨询实践，内容涵盖了从备孕到产后各个阶段可能遇到的典型心理困扰。书中结合每种典型问题，有理有据地阐述了孕期心理健康的知识，文字表达浅显易懂，贴近生活，比较全面、系统地普及了孕产妇心理健康知识。

　　处于围产期各个阶段的女性及其家人均适合阅读本书，而从备孕阶段就开始阅读本书将会让人生中最重要的这段时光得到更好的陪伴和指导！希望能有更多的孕产妇在这本书的帮助下，维护身心健康，保持积极心态，生产健康宝宝，养育好下一代！

傅小兰

中国科学院心理研究所　所长

中国科学院大学心理学系　主任

2020 年 10 月于北京奥运村科学园区

前言

　　近年来研究发现，我国 97% 的女性存在不同程度孕期焦虑，近 10% 的女性在孕期会有程度不同的抑郁，15.8% 的人会出现分娩恐惧。以上数据表明，多数女性在怀孕前后都经历着诸多的情绪困扰，这些孕期的焦虑、抑郁和恐惧对妊娠乃至妊娠结果会产生重要影响。大量的临床案例发现，女性孕期心理压力过大可能会引发不良妊娠，如畸胎，并成为引发孕妇孕期并发症、早产和产后抑郁的重要危险因素。因此，女性在孕产期仅关注身体健康，只在身体方面做各种调理是远远不够的，心理健康同样需要重视。

　　那么，女性在围产期如何保持心理健康呢？

　　本书从备孕期、孕早期、孕中期、孕晚期、产后 5 个阶段展开，提炼并总结了孕产妇在不同时期会出现的典型情绪反应和心理困惑，从专业角度作出解释，并给出相应的解决建议，告知保持心理健康的有效措施。

　　全书呈现了 49 个孕产期容易出现的情绪问题，每篇文章分为：社会万花筒、孕妈 / 新手妈妈（爸爸）的困惑、专家来诊断、专家悄悄话、专家来支招、科学放大镜、孕产小知识以及自我诊断与记录等模块。"社会万花筒""孕妈的困惑"主要呈现了不同时期孕妈们可能会遇到的各种心理困扰，有些困扰可能并非个例，而是一种社会普遍现象，因此会从社会现象谈起；"专家来诊断"和"专家悄悄话"两部分主要是心理专家对孕期心理困扰的评估、专业思考和解读，旨在帮助读者理解这些情绪反应或心理困扰是如何产生的，可能会造成哪些影响，以及应该如何规避。"专家来支招"则是结合读者最关心的解决问题的方法，提出一些实用的建议，读者按照这些建议行动起来，做好孕期规划，对于维持孕期心理健康会起到非常重要的作用。对于涉及心理学以及妇产科的专业小知识，会在"科学放大镜""孕产小知识"的模块中呈现。除了以上知识性的内容模块外，最后一个模块是孕妈的"自我诊断与记录"，这部分是一个预防提醒。很多时候等到出现心理问题再去关注，可能就为时太晚了。这本书重要的目的之一是要提醒读者重视孕期心理健康，避免严重的心理问题对胎儿和孕产妇造成影响，因此自我监督和提醒尤为重要。读者通过这些小测试来对照自己的日常习惯，检测自己的心理状态，针对不同时期可能出现的不同问题，早知道早预防，出现苗头尽快调整，将不良情绪及时化解掉，这才是编写《心情好，孕才好》的初衷。

最后，感谢所有参与编写本书的老师，以及为本书的出版提供帮助的同仁。希望我们的共同努力可以为孕产期女性保持心理健康提供有效的支持。

编者

2020 年 11 月

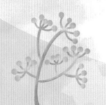

如何巧妙告知领导，
我怀孕了

怀孕后为何我会担心流产

当怀孕遇上工作，
二胎妈妈该怎办

专家教您这几招，
让老公干活其实就这么简单

宝宝出生的那一刻，
我失宠了，怎么破

请扫描二维码，观看视频

产后焦虑不仅女性有，
宝爸也要注意了

产后睡眠缺失，
生活混沌，我该如何调整

心情低落，容易烦躁，
算不算产后抑郁

与婆婆、妈妈之间的育儿理念不同，
应该如何化解矛盾

孕妈们的"世纪难题"
——坐月子时要不要婆婆帮忙

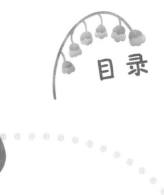

目录

备孕期

孕早期

孕中期

孕晚期

天使到人间

备孕期

为了顺利怀上期盼的宝宝，除了正常的一日三餐等生活以及工作外，还有哪些事情是容易被我们忽略却又至关重要的呢？

要事业，还是要孩子

社会万花筒

近年来，一种被称为"职场不孕"的现象正在育龄女性中蔓延，有高达 15%～20% 的职场女性成为了这个群体中的一员。这一现象在大城市尤其严重，双高（高学历＋高收入）的职场女性正在成为不孕不育的主力军，甚至被戏称为"绝代"佳人。

在这个拼学历、拼能力、拼吃苦的职场中，女性高级白领常被人戏称为"白骨精"（即白领、骨干、精英），她们一路打拼，有些人在 30 多岁就已经成为公司的中高层管理者。在职场叱咤风云的她们，却在准备怀孕生子时遇到了难题——好"孕"迟迟不来，甚至丧失了生育能力。

究竟是什么原因造成了这样尴尬且令人痛心的结果呢？

专家来诊断

因素一：工作压力

职场女性常对自己要求严苛，又因很难忍受来自领导的否定和指责，便很少对上司的工作要求说"不"，会要求自己保质、保量、按时完成，决不允许自己有半点懈怠。久而久之，积累而成的巨大压力常令自己倍受煎熬。

因素二：加班、熬夜

很多从事广告、编辑、新闻媒体、市场销售、IT 等行业以及一些公司特定工作岗位的职场女性，加班熬夜和频繁出差是家常便饭，导致其身体长期处于疲劳状态，睡眠严重不足，作息经常性不规律，长期下来可能会导致职场女性出现痛经、月经失调、卵子质量下降、排卵不正常等病症，这些都会妨碍正常怀孕。

因素三：进餐凑合

大多数公司中午只有很短的休息时间，很多职场女性的午饭常常随便叫个外卖或者去附近小店对付一下，有的职场女性甚至干脆吃点巧克力、方便面或者其他零食了事。长此以往，会造成这部分女性严重营养不良，从而影响受孕。

因素四：反复人工流产

很多职场女性反复做流产的原因是不想在事业的上升期因为生孩子受到影响，再加上不注意避孕，因此导致多次人工流产。她们最初以为怀孕是很简单的事，等条件成熟了随时想要孩子就能怀孕。殊不知，每一次人工流产都是对子宫的一次伤害，人工流产处理不好，很容易造成慢性、永久性的妇科疾病，甚至引发终身不孕。

因素五：过度化妆

每天踩着高跟鞋容光焕发地在职场里穿梭的女性，美丽的容颜离不开化妆，美白功能的化妆品也成为女性的必备，但是通常美白效果越好的化妆品含有的重金属有害成分（铅、汞等）越多，此外，烫发、染发、涂指甲等也会使产品中的重金属渗入体内。当体内重金属超标，会损害肝、肾等器官功能，削弱受孕能力，并会威胁胎儿的健康发育。

因素六：伏案久坐

在如今的办公室里，每个格子间里都是对着电脑工作的人。大家每天大部分时间都是坐着，忙的时候甚至会忘记喝水或者如厕。女性久坐，会影响脊柱功能，导致心肺功能下降、肩颈疼痛、呼吸能力下降、腰椎受压变形、骨盆前倾或者后倾，这些都会影响受孕。另外，对于肌肉，会使肌肉减少、脂肪增加，使背肌变得紧张、腹肌力量下降、臀大肌萎缩紧张，从而导致腰骶部疼痛，也不利于怀孕。盆腔由于特殊的解剖结构，如血液循环不通畅，会给盆腔环境带来不利影响，也会与怀孕困难有关。

专家悄悄话

　　要事业还是要孩子，似乎已成为摆在职场女性面前的一道非此即彼的单项选择题。孕育关乎人类的繁衍大计，既是女性的天职，也是人生的必经之路，其分量是任何事业都难以匹敌的，除去笃定不想结婚或者丁克家庭的人，大多数女性都渴望这辈子能做一次母亲。古人说"失之东隅，收之桑榆"，事业没有了可以重来，可是怀孕却不行，一旦错过时机，便很难重来。更何况，很多时候对于女性来说，生育与工作并不是鱼与熊掌的关系，提前做好规划，女性完全可以在人生的不同阶段同时扮演好母亲与职业女性的角色。女性的最佳生育年龄是 25～29 岁，当 35 岁以后，女性的生育能力便开始迅速下滑，到了 45 岁，生育的可能性会只剩下 10%。因此，对于怀孕这件事，女性朋友一定要想清楚，如果打算要孩子的话，就要趁早做计划，不要让"时间不够用"成为孕育路程上的绊脚石。

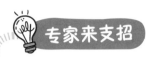

专家来支招

为了以最好的状态迎接胎宝宝的到来，请关注以下这些建议。

1. 平衡好工作的轻、重、缓、急，适当减轻工作压力。

2. 尽量减少出差，避免熬夜。

3. 饮食应得当，保持营养均衡。尽量自己带饭，可以精心搭配营养餐食。

4. 做好避孕，避免人工流产。如果有过流产史，不要背负太多的思想包袱，要重视孕前检查，及时排除隐患。

5. 做好基础的护肤，尽量不化妆，如有特别需要的场合，应以淡妆为宜，以减少重金属伤害。

6. 对于伏案久坐的备孕女性，最好定时做些办公室健身操。如果条件不允许，可以用手机设置闹铃，提醒自己每伏案工作 1～2 小时，便站起来活动几分钟。

7. 除了身体方面的准备，在心理方面也要做好准备。允许自己慢下来一段时间，了解一下怀孕方面的心理反应，可以帮助自己从心理上顺利过渡到孕妈。

自我诊断与记录

看你占了几条。

- ☐ 工作压力大
- ☐ 经常加班熬夜
- ☐ 每天进餐凑合
- ☐ 反复人工流产
- ☐ 过度化妆
- ☐ 每天伏案久坐

吃好，心情才好

社会万花筒

多数人都很重视怀孕期间的营养补充，却容易忽略孕前营养的补充。殊不知，孕前营养对于优生同样重要。因为孕妈在孕早期多会出现短暂的恶心、呕吐等妊娠反应，在这段时间，胚胎发育所需要母体提供的营养数量虽然不多，但需要却很全面。如果孕妈孕前偏食或饮食营养结构不合理，孕期储存的营养不足，就可能影响胚胎的发育。

专家悄悄话

几乎所有人都知道，良好的饮食习惯有益身体健康，但却只有少数人知道，饮食与我们的心理状态也息息相关。我们的喜、怒、哀、乐、惊、恐、悲等最常见的基本情绪，还有一些细腻微妙如嫉妒、惭愧、羞耻、自豪的情绪，会受到激素和神经递质的影响。摄取美食不仅能从味觉与视觉的角度调节我们的情绪，带来美的享受，更可以从营养的角度对大脑的神经递质进行调节，从而改善我们的情绪。

好心情就是最好的免疫力。大量临床医学研究表明，长期处于不安全感和多种负性情绪的心理状态下，容易引发各种疾病，小到感冒，大到各种慢性病以致癌症，拥有健康的身体和美丽的心情有利于孕育一个健康的宝宝。那么，我们该如何在调理饮食的同时，也能调理出好心情呢？

首先，要始终坚持规律的饮食。注意膳食的结构和比例，以及饮食的多样性，要将蔬菜、水果、鱼、肉、蛋、奶等合理分配到三餐和加餐，适当增加粗粮和膳食纤维的摄入。

要尽量坚持在家做饭、吃饭，每日进食的食物应丰富多样。应包括谷薯类，蔬菜水果类，动物性食物

（畜、禽、鱼、蛋、奶），大豆和坚果类以及食用油。每一餐要有 3~4 类食材，保证每一类食物 3~4 种，每天不重复的食物要达到 12 种以上，每周达到 25 种以上。选择的食物要种类多、小分量。

另外，要注意同一类食物之间应经常互换，比如猪、牛、羊、鸡、鸭之间，鱼、虾、蟹、贝类之间，牛奶、酸奶、豆浆之间，既能避免食物之间的重复，又能丰富食材，享受美食。

主食方面提倡粗细搭配，不能只吃白米、白面，要有全谷物和杂豆类，根茎谷薯类也要算作部分主食，餐餐有蔬菜，每天摄入 250~500 克，深色蔬菜应占一半以上。天天吃水果，推荐每天摄入半斤的新鲜水果，果汁不能代替鲜果。吃多种奶制品，摄入量相当于每天液态奶 300 克。经常吃豆制品，适量吃坚果（一天一把）。

最后，还要控制油、盐的摄入，通过改变烹饪方式控制油与盐的量，烹调方式尽量选择蒸、煮、涮、拌、炖、水滑、溜、焖，少油炒，尽量减少油炸、油煎。另外，要合理用盐，用盐勺来控制用量。

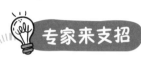
专家来支招

看到如此眼花缭乱的营养清单，是不是会有些困惑。每天工作那么忙，怎么才能做到营养全面呢？别着急，学会这几招就够了。

1. 早餐

可以用有预约功能的高压锅或其他炖煮神器，将各类谷物、豆类搭配好，睡觉前设定好煲粥的时间，第二天早上，就可以喝上营养充足、香喷喷的八宝粥了。再佐以鸡蛋、蔬菜、面包等，早餐营养满满，一天好心情！切记一点：早餐必须吃。

2. 午餐

一上午的忙碌工作之后，中午也该歇歇了，走出去，伸个懒腰，呼吸一下新鲜空气，尽量去正规的餐厅去享受一顿正式的午餐吧！点餐时别忘了要有主食、蛋白质和青菜。自带餐食也是不错的选择。切记一点：午餐不能凑合。

3. 晚餐

晚餐应以清淡为宜，配以多种蔬果。并应尽量减少应酬，在外就餐非常容易"高糖、高油、高盐"，也容易吃多。在家吃饭不要马虎，主食可以吃杂粮饭或者杂粮馒头，蛋白质可选择红肉、白肉或者鸡蛋、豆腐，蔬菜可选择叶类、瓜类、菌藻类。切记一点：晚餐应少而精。

孕产·小·知识

1. 备孕期该瘦些还是胖些

备孕时期，保持适当的体重是必要的。有研究数据表明，随着孕前体重指数的升高，妊娠高血压综合征的发生率也呈现明显上升的正相关曲线。这表明，孕前人体体重指数的升高，很有可能会引发妊娠高血压综合征。因此，孕前体重控制在正常的体重指数范围内是非常必要的。切记，体重指数并非越低越好，节食会影响体内营养物质的摄入，脂肪比例过低（低于 22%）可能会导致月经不规律以及影响激素的正常分泌和正常排卵，所以过瘦体质同样不利于怀孕。在这个特殊时期，既不能以胖为美，也不要对自己太苛刻，为了孕育健康的宝宝，偏瘦的女性要允许自己变得圆润一点，偏胖的女性则要从饮食上注意控制体重。准备备孕的你，不妨现在就开始着手为自己制定一个丰富且健康的饮食计划。

2. 食品如此不安全，我们怎么办

关于食品不安全的各种报道不断考验着人们的心理承受能力，我们不禁会问，我们还能吃什么？对于备孕期的人来说，常会更加不知所措。

我们无法考证互联网时代的无良商贩是否一定比过去多，而互联网的快速扩散确实会放大人们的恐慌感，不是因为到处都没有安全食品，而是我们听到的都是关于食品不安全的负面报道。如果备孕期过于关注这些负面报道，这也不敢吃，那也不敢吃，很可能会给自己带来严重的心理负担。对于食品的安全与营养保持适当的关注是很必要的，但凡事要有度，避免过犹不及，与其不断地追问哪些食品不安全、不能吃，不如多花些心思在"用什么方式吃更安全"上。在日常生活中可以采取适当的防护措施对食材进行预处理，比如在烹饪蔬菜之前多浸泡和冲洗，如果能将蔬菜在开水里焯一下，是最快的减少农药残留的办法；食用水果时应尽量削去果皮；尽量减少外出就餐次数，如果必须在外就餐则尽量选择口碑不错的品牌连锁店。

3. 嫌做饭麻烦，如何让自己乐在其中

尽管做饭很麻烦，但仍然要尽量多的选择在家里用餐。在家里做饭，食材、油、调味料都是自己挑选的，做出的菜吃起来会更放心。采购食材的时候，不妨让你的菜篮五彩斑斓一些，多种颜色的菜品搭配不但可以增强食欲，而且营养也更全面。更重要的是，围坐在家里的餐桌吃饭，也是夫妻很好的交流机会。在忙碌一天之后，坐在一起用餐是夫妻俩共同参与的一件事情，两人可以在这个轻松的时间里分享彼此的见闻和感受，开心和不开心的事情都能和另一半聊一聊，两人都能在这种轻松的对话中体验到融洽和愉悦。

人类是社会性动物，任何时候良好的人际沟通都是不可或缺的，夫妻间的情感沟通更能增进彼此的理解和亲密感。如果每天能在这时与家人交换对生活的感受，释放自己的情感，就可以避免把坏情绪带到床上，带入未来的日子，不给负性能量团积累形成的机会。

自我诊断与记录

你目前的不良饮食习惯有哪些？

☐ 不吃早餐　　☐ 经常吃方便面　　☐ 经常叫外卖
☐ 从不做饭　　☐ 晚餐过饱　　　　☐ 饮食油腻

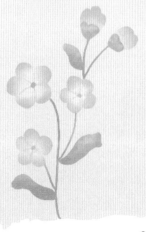

合理运动，助益好孕

社会万花筒

现如今，有越来越多的工作需要人们坐着办公，上班时间久坐不动已经成为众多上班族一天工作的真实写照，同时随之而来的，是越来越多的上班族出现颈椎病、肩周炎、腰腿痛等健康问题。有篇关于全球健康的报道显示，在成年人中，习惯久坐或者活动极少的人群比例高达 60%~85%。久坐不利于人体的血液循环，坐姿长久固定，更容易导致颈椎和腰椎等疾病。其实，久坐不动的危害远远比人们想象的多得多。诸如导致高血压、冠心病、糖尿病、椎间盘突出、骨质疏松症、下肢静脉血栓、便秘、痔疮、盆腔炎及附件炎等。

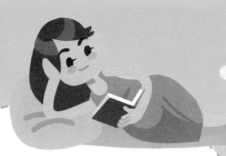

　　很多职场女性不喜欢运动，明明知道运动对身体有好处，可是仍然懒得动，除了上班 8 小时基本都是坐着，8 小时以外的时间也是坐着或干脆躺着看书、玩手机、看电脑，出门就开车，哪怕只是去菜市场买菜，也多一步都不肯走。

　　越来越多的研究显示，运动与心理状态的改变密切相关。运动对降低压力、减轻紧张和焦虑情绪都有很好的调节作用。运动还可以提高人的自尊水平，自尊是指一个人如何肯定和赞扬自己，是自我评价的重要维度。如果自尊保持在一个稳定、较高的水平，则可以提高人的自信，有利于发展良好的人际关系。对于备孕期的女性来说，保持一定的运动，对保持自身良好心理状态和维持与丈夫及家人的良性家庭关系十分重要。

专家悄悄话

多数人在运动过后会有这样的感觉：每当投入一场自己喜欢的运动之后，自身所有的负性情绪得以宣泄，随之而来的是愉悦、兴奋的情绪体验，好像身体里的负性情绪被彻底替换掉了。这是因为，运动本身对生理层面产生的影响之一就是促进多巴胺和血清素的分泌，而多巴胺是下丘脑和脑垂体中的一种关键神经递质，能直接影响人的情绪，这种神奇的物质可以使人感觉兴奋，并向大脑传递开心、激动的信息。备孕女性如果可以坚持在备孕期间适量运动，并且想象自己身体里的每一个细胞都在微笑，身体里的每一个细胞都在呼唤："宝宝，我做好准备了，随时欢迎你来。"这就相当于给未来的小宝贝营造了一个快乐、安稳的生长环境，当小宝贝来的时候就会安心住下啦！

科学放大镜

运动与助孕：女性久坐容易使大腿变胖，腰腹赘肉增加，从而导致梨形身材和妇科疾病。生命在于运动，运动对于机体的强健、内分泌的调节，以及增强代谢能力都有帮助。规律性的有氧运动，如慢跑、快步走、游泳等，均有利于控制体重、缓解紧张情绪、保持心理平衡等。规律、有效的运动，能够增强机体器官及系统的适应能力，使受孕成功的概率增大，为获得一个优良的孕期做准备。同时，还可以提高身体免疫力、预防孕期感冒等，为产后恢复做好充足的准备。

如果能在孕前进行一些适当的锻炼，可以增强母亲的体质，同时促进机体代谢，起到协调和完善全身各系统功能的作用。更重要的是，运动能够提高性功能，为提供优质的卵细胞做足准备。多做运动还可以增加心肺功能，提高血液的含氧量，这将会对胎儿供氧带来好处。相比孕中与产后运动，孕前锻炼没有孕中运动的潜在危险性以及产后运动机体的被动性及低效性，能把母体的各项功能调节到最佳状态，为宝宝提供一个良好的胚胎环境。舒缓的适当运动还能有助于受精卵着床，大大降低怀孕早期发生流产的风险，而且还可以促进胎儿的发育和增强日后宝宝身体的灵活程度，更可以减轻分娩时的痛苦，还有助于产后身材的恢复。

运动与妊娠高血压综合征：很多女性认为备孕期间必须好好补充营养，各种高蛋白、营养素轮番上阵，可是身体需要的营养是有限度的，超出了身体的正常需要，营养无处可去，或者转化成脂肪储存在体内，或者生出一些营养病来，如心血管疾病、肥胖症、糖尿病等都与营养过剩有一定的关系。备孕期间如果一味补充营养，长期不运动，有可能造成体重超标、增加妊娠高血压综合征的风险，35岁被认为是具有医学意义的高龄产妇启始年龄，但越来越多的临床统计显示，35岁以下由于体重超标造成的妊娠高血压综合征的病例越来越多，这与孕前、孕期营养过剩以及缺少运动有很大的关系。

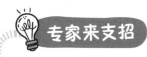

专家来支招

运动好处多多，为了自己，也为了宝宝，来做个小小的改变吧！

以下几种运动方式都是不错的选择。

1. 走路

不仅可以增强心肺功能，加速血液循环，还能增加肠胃蠕动，提高消化能力。对于正在备孕的女性来说，可以通过多走路来增强身体机能，为怀孕打下坚实的基础。这是一个最简单有效的方法，试试看，只要迈开腿就能做到。特别是对于被时间追逐的忙碌白领女性，多走路也是一种锻炼，并且走路对受孕能力的保持和提高非常有益。生活中走路的机会随处可见，如饭后散步、走路上班、走路买菜等。

2. 慢跑

是一种简单且易操作的运动方式，慢跑不但可以增强心肺功能、控制体重、预防动脉硬化，还可以调整大脑皮层的兴奋和抑制过程，消除大脑疲劳、减轻心理压力。

3. 游泳

可以充分调动四肢运动，整个人的情绪在水中会非常放松，除了可以提高机体耐力、柔韧性，增强心肺功能外，还有利于在备孕期间保持良好的情绪状态。

4. 瑜伽

这种古老的健身运动，通过让身体尽量得以舒展，不但可以增加身体柔韧度、增强骨骼韧性、促进血液循环、锻炼呼吸系统，瑜伽的每一个姿势还都融入了安静的冥想，在锻炼身体的同时让大脑得以充分的休息，达到内心平静，帮助清除潜意识垃圾。

对于什么时间开始锻炼，并没有一定之规，当你意识到锻炼对于备孕重要性的时候，就马上开始实施你的运动计划吧！运动不必规定具体的强度，但是贵在坚持。

自我诊断与记录

了解到运动有这么多的好处，你是否已经摩拳擦掌、蠢蠢欲动啦？你的运动计划是？

运动种类：_____   运动频次：_____次 / 周

每次运动时间：_____分钟   每天时间总量：_____

运动强度：_____

如何摆脱流产史的心理阴影

社会万花筒

　　随着社会进步和经济的快速发展，女性参与的社会活动和承受的孕期压力也在与日俱增，以致先兆流产的发生率呈上升趋势。有对我国 35 岁以下孕妇进行的调查研究结果表明，调查人群先兆流产率高达 30% 以上。既往有自然流产史、人工流产史对再次妊娠发生先兆流产的情况会有一定的影响。很多女性在备孕期间处于巨大的压力和焦虑情绪中，且无法摆脱以往流产史的阴影。

　　先兆流产的发生是多重因素作用的结果，其中有些因素是可控的，对于这些可控因素的相关知识背景了解越多，消除或减少先兆流产的可能性就会随之提高。

专家来诊断

1. 工作性质与劳动强度

女性的工作性质、劳动强度及环境状况都是可能引发先兆流产的相关因素。公司白领或承担领导职位的孕妇发生先兆流产的危险性相对较大，这可能与其工作压力大、工作节奏快及工作环境的不适宜有关。

2. 负性生活事件

孕早期负性生活事件的发生会增加孕妇心理问题的产生概率，也容易造成先兆流产。孕妇生活事件中，如搬家过程中的劳累、紧张烦躁、车祸外伤都可能影响早期胎儿的生长发育；争吵或发怒引起的愤怒、焦躁情绪会直接影响孕妇的心理状态，继而引发其内分泌功能失调，影响胎儿生长；怀孕后如果受到夫妻双方父母过多的关心和关注，也可能会造成孕妇的焦虑和紧张，从而增加孕妇的心理压力，也成为先兆流产的潜在风险因素。

3. 妊娠压力

在宝宝出生之前，很多孕妇都有一种最常见的担心——胎儿是否正常？在长时间等待孕检的过程中，待检孕妇之间常会对一些不良妊娠现象进行谈论，交换彼此的担心，结果往往是非但原来的担心没有消除，新的担心又叠加了进来，心理负担更重了。

孕早期少量出血时的慌张就医行为也可以影响妊娠结

果。很多孕妇在孕早期会有少量出血现象，这属于正常现象，不必紧张。但是有些孕妇一旦发现出血，就会立刻变得焦虑不安，慌慌张张地跑去就医，这可能反而会加重出血症状，导致先兆流产或难免流产。正确的做法是应以平静的心态暂时休息，继续观察出血情况，如果出血停止，则不必过多担心胎儿情况，待情况稳定几天后，可到医院检查胎儿发育状况；如果出血持续时间长且出血量不断增加，就要及时就诊了。

孕产小知识

有过流产史的女性需要注意，子宫需要时间充分休息和修复，最好在流产发生 3 个月后，再尝试怀孕。

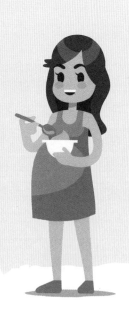

专家悄悄话

　　女性的情绪若长期处于焦虑、抑郁、紧张的状态，会导致体内激素变化，影响正常排卵或者受精卵顺利着床。了解以上引发先兆流产的因素后，要有意识地规避上述情况，避免不利于胎儿生长发育的生活事件，保持良好的心理状态。

　　要想顺利怀孕，备孕期间消除流产的心理阴影很重要，很多有过流产史的人，依旧能孕育出健康的宝宝，所以要尽快卸除心理压力，将各方面的准备工作做好，耐心等待宝宝的到来。

自我诊断与记录

看看你占了几条呢？

- 工作压力大
- 经常担心胎儿不正常
- 经常情绪不好
- 经常劳累

二孩时代，如何做好大宝的工作

社会万花筒

　　随着二孩时代的来临，很多妈妈都准备生育二宝，而一直作为家中独生子女的大宝们也将自然过渡为小哥哥或者小姐姐。在大宝家庭地位和角色转换的过程中，不可避免会使其出现生理和心理上的问题。

　　自二孩政策开放以来，屡屡有新闻报道，有些独生子女对妈妈要二孩的想法非常抗拒，甚至还出现离家出走、自杀、逼迫妈妈堕胎等极端行为。有些大宝在二宝出生之前，还勉强表示可以接受，但是当二宝真的降生后，因为感觉到自己原本独享的爱被剥夺、被忽视，便会做出一些伤害二宝的举动。这些现象反映出一些独生子女在面对自己的角色转化的过程中，会出现严重的心理问题。

专家来诊断

在独生子女过渡为非独生子女的过程中，他们可能会发生什么样的改变呢？

1. 个性改变

本来活泼好动、喜欢和同伴交流的大宝，自从听说妈妈要给再生个弟弟或者妹妹之后，变得不大爱说话了，与同伴的玩耍次数显著减少，与父母的交流也开始减少，经常显得郁郁寡欢。

2. 情绪改变

幼儿期是个体情绪社会化发展的关键时期。在这个时期，不良事件对幼儿产生的心理影响，可能会引发其处于如焦虑、恐惧和抑郁等情绪状态。从多家医院接诊幼儿的心理或者生理病因来看，因家庭要增加新成员或者已经增添了次子女，使头胎儿童出现严重情绪不稳定的病例呈现上升的态势。孩子一定程度上表现出易怒、暴躁、易激惹及焦虑等情绪特征，有的甚至呈现出明显的躯体症状，如经常性头痛、失眠、呕吐及咽喉痛等。

3. 社交改变

幼儿时期的主要活动是与同伴玩耍、做游戏，通过这些活动可以增强幼儿的社会交往能力。对于幼儿或者儿童期的孩子来说，与同辈孩子的交往能力和品质，会直接影响其成年之后的社交能力和社会适应能力。而同伴间关于独生子女和非独生子女的对比，可能会让头胎儿童产生自卑心理，从而出现不愿参与同伴游戏、远离同伴等不合群的行为，同时也会减少其与父母的沟通和共同参与家庭活动的时间，有的儿童还可能会产生厌学行为。

4. 行为改变

妈妈即将生二宝的想法，会让大宝产生"同胞竞争"的意识，长期作为独生子女得到的关注和爱即将被分走一部分，会给孩子带来不安全感，有的孩子会采取极端的行为来吸引妈妈的关注，比如自虐、自残甚至是自杀，有的头胎儿童会采取伤害弟弟或妹妹的行为来获取心理满足和安全感，还有的会通过代偿性获益，比如生病发烧、癔症来获取妈妈的关爱。

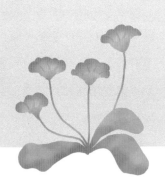

专家悄悄话

那么，是什么样的原因导致大宝出现以上现象呢？针对这些问题的产生，有社会因素也有家庭教育因素。

1. 家庭教养方式

心理学家勒温提出，父母教养方式有4种：民主型、专制型、放任型和宠爱型。这4种教养方式基本概括了所有中国父母的教养类型。宠爱型和放任型更多地体现在独生子女家庭中，这两种教养方式，会使孩子容易表现出情绪不稳、遇事退缩、依赖性强、没主见、独立性差，或者自私自利、我行我素、不服管教、不会合作等现象。

2. 独生子女地位的习惯化

长期的独生子女地位和角色，会使大宝与父母的交流方式固定化，"421家庭"模式使他们独自享受着来自家庭全部的爱和关注，孩子容易处于以自我为中心、唯我独尊的不良心理状态，他们通常缺乏合作精神和分享意识，这种长期的生活经验也使得孩子容易产生依赖性，心理上的抗挫折能力很低，意志脆弱。"421家庭"结构模式因为增加新成员而带来的变化，让这些孩子心理上难以承受。

3. 同胞竞争的心理

弗洛伊德的"俄狄浦斯情结（恋母情结）"论点提出，处于 3~5 岁的孩子在潜意识中会产生争夺异性双亲的想法，他们会同样视自己的弟妹为竞争对手。当二宝出生，父母势必会将很多的精力倾注到弱小的孩子身上，容易忽视头胎儿童的感受，有些家长还会要求头胎儿童多谦让、多照顾二宝，这种从集万千宠爱于一身变为必须把爱分出去大半的落差，会让大宝感到了前所未有的威胁和不安全，势必产生心理上的不平衡感。

4. 社会环境因素

由于幼儿尚处于心理发展社会化的初期，还没有形成完整的自我意识，无法对外界的某些事件进行理性的解释和反应，这时候如果受到外界言语或者行为的刺激，很容易带来心理上的长期创伤或者阴影。比如有些长辈会开这样的玩笑，"如果你再不听话，就把你送走了""如果你再不听话，就给你生个弟弟或妹妹"等，这些在大人们听起来都是玩笑的话，却很容易带给孩子心理创伤，孩子会为此非常焦虑和紧张，认为有了弟妹之后，自己的地位会不保，进而对弟妹产生不满和敌视。

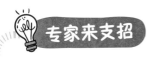

专家来支招

那么，该如何做好头胎儿童的工作，帮助他们更主动地接纳二宝的到来，并顺利过渡到和谐的四口之家呢？

1. 对大宝做好心理铺垫

父母不要"先斩后奏"，不管大宝年纪多大，作为家庭的一员，对家庭结构的重大改变计划，他有知情权也有表决权。应事前了解大宝在想什么，告诉他父母为什么要再生一个孩子，而且要让他明白，即使有了弟弟妹妹，父母对他的爱不但不会减少，反而世界上会多了一个人来爱他。父母们需要注意的是，与孩子沟通并不等于哄孩子。孩子在 3 岁以前，比较容易接受将会有一个新的家庭成员这件事，但是在孩子 5 岁以后，由于其思维和判断能力都已经初步形成，父母们不妨像对待一个小大人一样，平等地和他进行交流。理解孩子的失落感，安抚并确保父母的爱会是平等的。

2. 建立安全依恋关系

家庭中的重要成员（如父母、同胞）与幼儿之间建立的情感纽带是幼儿社会能力和情绪能力发展的重要基础。对孩子稳定的陪伴和积极的关注是安全型依恋关系的重要因素，安全的亲子关系有助于儿童积极地应对因为自己的同胞出生所带来的压力。良好的亲子关系也会影响同胞关系质量，养育者（父母或者其他实际抚养者）如果能让孩子感受到稳定的陪伴以及被重视，那么就有利于培养孩子包容、理解、耐心等品质，也更容易让大宝接受二宝。

3. 树立大宝的家庭地位

古代儒家思想提出"长幼有序"，强调以长幼之间的伦常差别来强调社会生活中等级次序的重要性。明代学者吕坤在《学而书馆·呻吟语》卷一内篇礼集伦理篇中记载："一门之内，父子兄弟、长幼尊卑，各有条理，不变不乱，是曰家常。"树立头胎子女的家庭地位在现代家庭中仍有着重要的意义。父母要让大宝了解自己在家庭中的长子女地位，让他了解对二宝接纳、付出、照顾的同时，他永远是家里的老大，他拥有老大才有的能力和权威。要让他感觉到，二宝的到来永远不会减少父母对他的爱，只是有时候爱的方式不太一样而已。让大宝从妈妈怀孕开始就一起参与二宝的成长，感受自己的重要性。

4. 扩展孩子的视野

多带孩子参加社会同伴活动，增加与多子女家庭之间的交往，让大宝体验多子女家庭的和谐气氛，在与同伴交往、游戏的过程中提高合作精神、融入能力以及对同辈的接受度。父母与孩子还可以一同看相关的动画片、图书，在给孩子讲故事的过程中，给予适当的讲解和引导，不但能促进建立良好的亲子关系，也可以潜移默化地让孩子逐渐接受二宝的到来。

5. 爸爸发挥作用

人们常常过于强调幼儿成长阶段母亲的作用，却忽视了父亲的作用。尤其是对于幼儿期的大宝来说，在母亲二胎孕期或者新生儿出生阶段，母亲常无暇顾及大宝。这时，就要充分发挥父亲在家庭中的作用，父亲要多与大宝交流、沟通和陪伴，以代替母亲对大宝的照顾和关注，如大宝在此期间出现问题也能够及时发现与了解。

自我诊断与记录

父母们都来测试下，当大宝知道即将迎来二宝，是否存在以下现象。

- 与父母的交流开始减少
- 变得不太爱说话了
- 经常性头痛或发热
- 变得不合群
- 出现极端行为
- 看起来心事重重

对担心说"NO"

社会万花筒

　　有些夫妻，明明两个人都身体健康，为怀孕做好了准备，还算好了例假和排卵日期，却迟迟等不来好"孕"。还有的夫妻备孕多年，突然发现自己"怀孕"了，并且出现了闭经、恶心呕吐、食欲不振等类似早孕反映的症状，去医院检查却发现是空欢喜一场。这些情况都很可能和心理压力有关。

专家来诊断

哪些心理问题会影响怀孕呢？

1. 焦急心理

盼子心切，病急乱投医。有些人给自己定了怀孕计划，见迟迟不孕，就开始病急乱投医，拜访各路"神医"，却不去正规医院进行系统的检查。

2. 恐惧心理

如女性有性交痛、阴道痉挛、宫外孕以及流产史的阴影，都会引发对夫妻生活的恐惧，虽然很想怀孕，但却无法达到和谐的性生活，以致造成不孕。

3. 紧张心理

旅途中，夫妻生活后担心宾馆环境不洁；日常生活中，担心丈夫吸烟或者酒后同房会造成畸胎；与公婆共同生活，缺少私密性，使夫妻生活过程过度紧张；工作压力过大、疲劳等，都会带来紧张情绪。

4. 悲观心理

如果在备孕一段时间内无法怀孕，就常会使女性产生怀疑和悲观的心理。开始否定自己，似乎对生活都失去了希望，有些人会为此减少兴趣活动，坏情绪也会影响到夫妻生活，进一步增加受孕难度。

5. 羞愧心理

受传统观念影响，很多人仍然认为"不孝有三，无后为大"。如果没有按照期望的时间怀孕，来自公婆的压力以及亲戚邻居的议论，常常会让女性产生内疚和惭愧的心理。如果老公恰巧还是家里的独子，这种感觉就会更加强烈，常常让女性陷入负性情绪中，无法自拔，这种情绪很容易进一步导致性生活时的紧张。

6. 抑郁心理

看到自己同龄的朋友、同学都当妈妈了，在同学、朋友聚会也难免会被问起自己的情况，有孩子的在一起聊的话题常常离不开孩子。这都会让女性产生隔离感和抑郁心理，以致会找各种理由，减少与同学、朋友的聚会和日常交往。

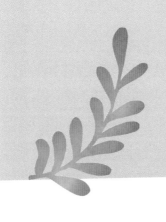

以上种种负面情绪带来的精神过度紧张，往往会导致女性内分泌功能紊乱、排卵障碍或不排卵，进而影响顺利怀孕。

专家来支招

如果你不幸中招，出现了上述情况，该如何让自己恢复正常的心理状态呢？你不妨尝试一下以下办法。

1. 保持顺其自然的心态

怀孕如果从生物学角度进行简单解释，就是精子和卵子的成功结合并在子宫内成功着床。但这个过程需要经历复杂的人体各项生理机制的协作，更需要"天时、地利、人和"，这当然不是一个人的"战斗"，这件事情可以计划，但不应该设定期限。不能操之过急，也不能因为短时间内没有成功怀孕而焦虑紧张。短期未能怀孕的原因很多，时机不对、身体状况不佳、熬夜、劳累、压力等都可能影响到受精卵的成功着床。有研究表明，排除病理性的不孕因素，过度的精神紧张会抑制激素的正常分泌，导致激素分泌水平不平衡，从而影响成功受孕。

2. 克服恐惧和紧张

对于性生活恐惧的问题，要向专业妇科医生咨询，确定是否是病理性问题。如果只是心理问题，可以采用积极的心理暗示方法，适当营造浪漫的二人世界，如牵手看夜场电影，利用周末来一场说走就走的短程旅游，在卧室燃一支蜡烛、摆一束鲜花、洒几滴香水。夫妻之间的小浪漫永远都是爱情的保鲜剂，要与老公进行充分的沟通和交流，告诉他怎么做是最好的，轻松愉快的气氛会增进亲昵感。注意，要在关键的几天安排好自己的工作和生活，不要让自己太劳累。

3. 卸除心理包袱，提升自信

努力备孕是生命阶段中的大事，身体需要做好很多准备工作（如锻炼、饮食、营养及忌烟酒、不用药、不劳累等），心理上却需要懂得做减法，卸除所有的负面情绪，把心理调整到一个自然轻松的状态，不给自己任何压力。可以扩展自己的兴趣爱好，与朋友保持正常交往，不要隔离自己，当真正融入了社交活动中，你就会发现乐趣多多，而很多负面的想法和压力，其实都是自己的大脑创造出来的。当你兴致勃勃地参与朋友间关于孩子的话题中时，就会发现，提前学到那么多的经验，原来也是件很有趣的事情。

4. 适当锻炼，保持愉悦好心情

在受孕前的两三个月，夫妻双方应该早睡早起，进行适当的锻炼，并保持心情愉悦。不要让工作和学习导致自身太过紧张和疲劳，要学会用积极乐观的心态去面对现实生活，学会感恩，不抱怨、多理解，保持家庭和睦，必然万事和谐。

当你完全放松了，就是给胎宝宝营造了一个非常舒适的生存环境，胎宝宝自然愿意来找妈妈啦！

自我心情日记

我最近的心情记录：

_____

我要做的放松心情、减轻压力的事情是：

_____

自我诊断与记录

看看下面哪些符合你的情况，是时候做出改变啦！

☐ 病急乱投医   ☐ 性生活不和谐

☐ 经常情绪紧张   ☐ 容易否定自己

☐ 经常内疚   ☐ 不自主地隔离同龄朋友

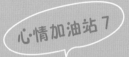

心情加油站 7

好心情很重要

社会万花筒

　　我国心理学者曾经耗时近 4 年的时间，对 916 例年龄在 23～48 岁的不孕不育患者进行心理测评，结果显示，焦虑和抑郁的占比高居测评结果的前两位，分别为 46.7% 和 22.5%，其次依次为悲观、沮丧、恐惧、无助。可见这些"坏心情"在此扮演了多么重要的角色。数据显示，在我国育龄妇女中，不孕不育患者目前已经超过 4000 万人，占育龄妇女人数的 12.5%。这个数字触目惊心！下面，让我们来看看在这些不孕不育女性的求子过程中，心理因素都起到了怎样的作用。

专家悄悄话

　　精神过度紧张引起的焦虑容易导致内分泌失调、排卵障碍或不排卵。抑郁会导致肝郁不舒、气滞血瘀，由此会引发月经不调、排卵不规律或者造成输卵管不通等器质性妇科疾病。这些坏情绪往往是由于在求子途中急于求成，越是怀不上宝宝心情越差，再加上来自家庭、经济因素等压力，缺乏社会支持、得不到亲人的理解和关怀，有的甚至还有自己强加给自己的压力，逐步使得坏情绪越积越多，最后导致受孕困难。

　　为了让自己不成为不孕不育大军的一员，保持良好的心态是非常重要的。

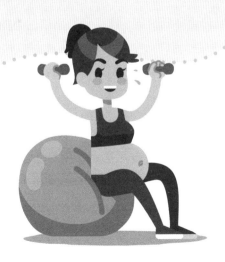

专家来支招

人非草木，生活中，总有这样、那样的事情给自己带来各种压力和心理冲突，会不时体验到痛苦、烦躁、懊悔、愤怒等负性情绪。健康人群的四大基本情绪喜、怒、哀、惧，陪伴我们一生，无法按照我们的需要抹掉任何一种，但是当坏情绪来敲门的时候，我们可以选择如何处理它们。

1. 以开放的态度接纳坏情绪

要允许自己与当下的糟糕情绪待在一起，不必试图即刻把这些糟糕情绪隔离掉，因为这几乎不可能做到。努力忘掉的结果，就是坏情绪会暂时被压抑到内心深处的某个角落里，你越努力甩掉它，它反而会越积越多，直到有一天它会大暴发。当坏情绪来临时，就让它待在那里，你只需去觉察它、感受当下。不要由此回忆过去，更不要展望未来，因为这时候坏情绪只能激起更坏的情绪，产生负性情绪的叠加。就像观察一盆花一样，观察自己当下的感受，认真地看着它，等待它慢慢地溜走。

2. 允许和接受不完美

不论家庭、工作环境还是社会人际交往，总有一些不那么令人愉快的外部事件可能会诱发产生不良情绪。你知道吗？坏情绪的产生不一定完全因为外部事件本身，更重要的在于人们看待事物的角度，这个世界有太多的事是自己无法把控的，不较真，不妄言，只要换一个角度看问题，心情就会豁然开朗。

3. 换位思考

当身边或周围人的行为方式令你无法容忍的时候，冷静一下，抽身出来，尝试进行换位思考。如果我是对方，如果我处在那个情境之下，我会怎么想？怎么做？这时，心态就会完全不同，还会多了一些理解和包容。

4. 不抱怨

抱怨是一种负能量的扩散，抱怨不但会令那些让人不快的人和事不断重现在脑海中，更会让周围的人逃离，而这些反过来会进一步强化你自身的负性情绪。周而复始，恶性循环。但不抱怨不代表要压抑自己的情绪，而是要你看清楚，没必要抱怨，与其抱怨人生不如拥抱生活。

5. 多给自己积极的暗示

美国纽约合理情绪治疗研究所的研究人员黛博拉·斯坦伯格曾说："如果出现了坏情绪，不妨给自己一个积极的心理暗示，比如早上出门之前照一下镜子，微笑着对自己说：'我今天好漂亮。'那么，今天一天你都会是好心情。"

此外，睡眠法、颜色法、运动法、音乐法及呼吸法等，都是不错的选择。

越来越多的研究人员发现，做梦对疏解坏情绪也很有帮助。颜色学家认为，颜色对于情绪的作用就像维生素对于身体的作用，不同的颜色可以激发或强化不同的情绪，如红色能够强化愤怒情绪，黑色或深色衣服能加重抑郁、焦虑的情绪，浅色衣服能够稳定情绪，缓解焦虑和紧张。所以，从现在开始，让你的橱柜里多一些浅色衣服吧！

自我诊断与记录

- ☐ 经常性的过度紧张
- ☐ 经常感到很大压力
- ☐ 经常情绪化

- ☐ 经常生气
- ☐ 经常抱怨
- ☐ 觉得自己有点抑郁

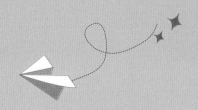

　　当你做好准备，顺利怀上了可爱的宝宝，恭喜你，你已经踏上了成为伟大母亲的美好之旅。

　　毕竟，每一次妊娠的过程都是一次不同的经历，期间会夹杂着兴奋、好奇、满足、紧张、不安等复杂的情绪。那么，孕妈容易在不同孕期遇到哪些情况，出现哪些现象，又应该如何去应对呢？下面我们会根据孕期的进程，逐一介绍孕妈应该关注的问题和应对的方案，让孕妈顺利度过这个专属于你和宝宝的美好孕期！

孕早期

心·情加油站 1

新手孕妈总是心理紧张该怎么办

孕妈的困惑

我怀孕了，总感到情绪紧张，内心充满了忧虑和不安，我是不是出什么问题了？

专家来诊断

几乎所有的孕妈在怀孕期间都会感到紧张，这是正常的感受。孕妈的紧张心理一部分来自孕期体内激素的变化，还有一部分来自于每天上、下班路途的疲惫，更多的则是来自于内心的恐惧担忧，如担心 B 超检查对胎儿会不会产生负面影响？孕检、产检时万一遇到男医生怎么办？生孩子会不会很疼？

专家来支招

很多孕妈是第一次怀孕或者第一次决定要腹中的胎儿，之前没有什么经验，因此紧张在所难免。无论什么原因让你忧虑，一定要相信自己总会找到适合的方法来调节情绪，并能有效地缓解孕期的紧张与压力。

1. 腾出时间休息

这个方法说起来简单，但有时要腾出时间来休息还真不容易，即便如此，哪怕是利用碎片式的时间，也要争取多休息。孕期保证充足的休息，不仅对孕妈有好处，对胎宝宝的健康发育也至关重要。因此，不必为自己的"懒懒散散"感到愧疚。如果你还在坚持上班，那么午休的时候，就找个适当的地方，把脚抬高使自己放松片刻。晚上回家以后，也找个舒服的姿势让自己好好地休息。

2. 把你的担心说出来

如果你担心宝宝的健康，别紧张，这绝不是只有你一个人担心的问题。几乎所有准妈妈在宝宝出生前都会产生类似的忧虑。可以与丈夫、亲人或好友聊聊你的担心，也许他们并不能给你一个确定的答案，但是在你诉说的过程中，自己的担忧会随着语言的流动淌出心田。另外，在产前培训班上的医生和产前培训老师会运用专业知识帮助你，和那些与你预产期差不多的准妈妈们多交流也会让你放松。

3. 减少上下班赶路

像许多准妈妈一样，你可能打算一直工作到预产期的前几天才请假，这样在孩子出生后，就可以有更长的时间休产假来带孩子。可是，怀着胎宝宝每天和上班族一起赶路，却正是导致很多准妈妈紧张、焦虑的主要原因之一。并且越是到了怀孕后期，这种情况就可能越糟糕。准妈妈在乘车途中，要尽量坐着，如果你没有座位可坐，不妨客气地请别人让一下。不要不好意思！在火车、地铁或公交车上晃来晃去，对准妈妈来说，实在是很不安全的。许多时候，愿意让座的好心人有的是，你只需要稍稍提醒一下！

4. 注意饮食

你应该多吃一些有助于平静心情的食物来抑制导致压力的激素。像全麦面包、糙米、燕麦片等富含维生素 B 的食品，都有助于提高你体内抗压力激素的水平。

5. 善待自己

大笑是放松身体、排除紧张的最好方式之一。去电影院看一场搞笑片，或者干脆在家里与亲朋好友聚会，创造让自己开心的机会。周末时，可以约丈夫一起找个清净的去处，尽情享受一下二人时光。也可以到美容院，让自己彻底放松放松。作为孕妈，你有充分的理由让自己享受一下那些你平时舍不得慷慨消费的项目。

6. 坚持产检做 B 超

有些孕妈出于对 B 超检查可能会对胎宝宝产生辐射伤害的担心，觉得医院孕检 B 超检查的次数太多，不愿意做。请阅读下文中科学放大镜的内容，科学认识 B 超检查，积极配合医院的检查要求，这才是对孕妈和胎宝宝最负责的选择。

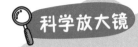

超级孕妈"微话题"：

科学放大镜

我们需要科学地认识 B 超检查，从原理上分析，B 超是超声传导，不存在电离辐射和电磁辐射，是一种声波传导，这种声波对人体组织没有什么伤害。但如果声波密集在某一固定地方，又聚集很长时间的话，会有热效应，这种热效应达到一定程度时，就可能会对人体组织产生不良影响，影响细胞内的物质，包括染色体。理论上是高强度的超声波可通过它的高温及对组织的腔化作用，以致对组织产生伤害。事实上，医学使用的 B 超是低强度的，低于 94 毫瓦 / 立方厘米，对胎儿是没有危害的，至今也尚没有 B 超检查引起胎儿畸形的报道。因此，目前各医院在产科领域中使用的 B 超检查对胎儿是安全的。

希望孕妈们能够调整好自己的心情状态，生一个健康快乐的宝宝！

自我诊断与记录

看你占了几条！

☐ 没有足够时间休息　　☐ 经常上下班赶路

☐ 每天进餐凑合　　　　☐ 经常担心胎儿不正常

☐ 经常紧张不放松

了解不良情绪对胎儿的影响

孕妈的困惑

怀孕是件好事，可是有时候情绪却会不受控制，有时开心，有时发脾气，有时又会暗自垂泪，我到底怎么了，怎么变得这么情绪化？孕妈失控且多变的情绪会不会影响到胎宝宝？会对胎宝宝产生什么影响？

专家来诊断

孕妈在孕早期的情绪状态会对胎宝宝产生非常重要的影响，孕妈需要通过多种方式不断学习，对特殊时期的自己和胎儿多做了解。同时，孕妈需要主动且积极地参与到孕期过程中，找到调节自身情绪的方法，为胎宝宝最大限度地提供健康营养的生长环境。

专家悄悄话

孕妈如果心情不好，体内会产生有害的物质，使得孕妈的血压上升，严重的话会导致胎盘内的血液循环出现障碍，使得胎宝宝出现暂时的缺氧，从而影响到宝宝的身心健康的正常发展。

孕早期是胎宝宝颚部和心脏等内脏器官发育的重要时间点，如果孕妈长时间处于负性情绪中，严重的后果是会对胎宝宝的下丘脑造成负面的影响，增加宝宝患神经系统疾病的概率，也容易导致胎宝宝出现兔唇及心脏缺陷等畸形；较轻的后果则是会在宝宝出生后，可能出现体重偏低、爱哭闹、睡眠差的情况。

相反的，如果孕期拥有好心情，将促使孕妈的内分泌处在一个非常平稳、协调的状态，可以改善胎盘的供血量，不仅对孕妈的健康有帮助，也对胎宝宝的身心发育有着很重要的影响。生下来宝宝的情绪也会比较平和，不会经常哭闹，能很快地适应环境，形成良好、有规律的生物节律，比如睡眠、排泄等。这样的宝宝一般智商和情商都会比较高。

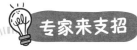 专家来支招

1. 换一种方式找到生活的乐趣

也许你需要放弃某些与外界联系的方式，如不能和丈夫一起参加聚会、与好友聊通宵等。这或许会使你感到孤单，但完全不必沮丧，在新的人生阶段，你可以换一种方式去体会生活的乐趣，如阅读、插花、与朋友通过通信工具联系等。

2. 寻求家庭成员的帮助

孕期中的你，注意力可能更关注于自己和胎儿，而丈夫则是继续一边关注事业，一边关注家庭。这个时候，你可以主动跟丈夫及家人谈谈自己的需要和感受，争取家人对在特殊时期的自己给予理解和帮助。

3. 树立自信

要相信自己是健康的，宝宝也是健康的。一切都是很自然地发生的，自己不必过分担忧，要以平常心对待。既然自己在妊娠期间营养良好，生活方式健康，无不良嗜好，也没有滥用药物，就一定会顺利地孕育出健康的宝宝，无须杞人忧天、徒增烦恼。

4. 保持心胸开阔

不必过于敏感，不要想太多，要学会忽略一些小事。当在工作或家庭生活中遇到不尽如人意的事时，不要自怨自艾、怨天尤人，孕妇要以开朗明快的心情面对问题，不是原则性的问题就可以大事化小、小事化了，要协调好家庭关系，因为好心情源于好的家庭氛围。在怀孕期间可以经常听听音乐，唱唱歌，读读童话书，多想象一些美好的事物等，让自己保持在一个轻松的状态。

加油！我们要照顾好我们的身体，更要照顾好我们的心情，孕育出健康快乐的宝宝！

自我诊断与记录

看你占了几条!

☐ 患得患失　　　　☐ 过于担心胎儿不正常

☐ 太过敏感　　　　☐ 与家人不常沟通

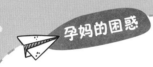

心情加油站 3

总是感到疲劳该怎么办

孕妈的困惑

怀孕后，孕妈会经常发现自己什么事情都没做却感觉很疲倦、没有精神，总是感觉很累，没有办法坚持站立或行走，总是想躺在床上或窝在沙发上，头也总是昏昏沉沉的，不像以前那样精力充沛。别人怀孕也是这样吗？我这样正常吗？怎样才能让自己舒服一点呢？

专家来诊断

很多孕妈在孕早期都有类似的感觉，因为怀孕会使你全身紧张，所以你才会感觉特别疲劳，是很正常的。就算你原来是个夜猫子，在这个时期也可能得强打精神才能看完自己最喜欢的八点档连续剧。这种现象被称为"胎倦"，胎倦是孕妈怀孕的早期迹象，可比出现孕吐还要早。

子宫内胎宝宝的快速生长必然会导致胎倦的产生。比如在孕期的第一阶段，孕妈会感觉到非常的疲惫，好像身体的承受能力已经达到极限。在怀孕之后，身体要突然开始做很多以前没有做过的事情，包括帮助宝宝生长、锻炼肌肉和关节、为宝宝的出生做准备以及增加身体的承受力等。因此，胎倦也是怀孕迹象之一。

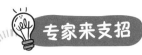

专家来支招

1. 重视身体发出的信号

胎倦是身体向你发出的一种信号，告诉你身体需要更多的休息。因此，一旦怀孕，就不要期望自己还能像以前那样辛苦的工作或是劳动，此时的你需要更多的休息和睡眠。

2. 改变日程安排

为了能够更好地休息，改变自己的日程安排是很有必要的。比如可以把工作分散在每一天，不要集中起来去完成；生病的时候就要请假，不要硬撑。

3. 保证足够的睡眠

睡眠对孕妈来说是缓解胎倦的最好方法，即使是几分钟的小憩也是很有用的。如果每 24 小时有规律地睡眠超过 12 个小时，或者疲劳感在怀孕的第 14 周还没有消失，要及时到医院进行贫血测试。一般来说，在孕期的前 3 个月里，治疗疲劳的唯一方法就是小睡。

4. 注意饮食

很多孕妈常会因为呕吐而不想吃饭。其实，这并不是解决问题的最好办法。如果孕吐反应较重，不必强求均衡饮食，可采取少食多餐，尽可能在呕吐间隙补充食物或营养素和水，以维持健康体重。必要时，可到医院就诊，进行输液治疗。

5. 适量运动

尽管在某些情况下，对某些孕妈来说，运动会增加疲惫感，但是实际上每天进行中等强度的锻炼对于缓解胎倦是很有效的。运动项目可以仅是散步，还可以适当练习瑜伽。

6. 保持心情的愉悦

孕期心情一定要放松，比如听听温柔美妙的音乐，散一散步，适当活动身体，想睡时就争取放下手中的事情去休息，若睡不着不要勉强，可以躺在床上闭目养神，也可以看看书，或者和肚子里的宝宝聊聊天，进行胎教也是不错的选择。

自我诊断与记录

看你占了几条！

☐ 工作压力大　　☐ 没有足够的时间休息

☐ 进餐随意　　☐ 疲惫时依然硬撑

当事业遇上怀孕，你该怎么办

孕妈的烦恼

对一个年轻的现代职业女性来说，职场是她最重要的活动场所之一，而怀孕这一原本平常、自然的生理过程对这个群体却已变得不再简单。怀孕后的身体状态，会给职场工作带来很多麻烦，甚至会直接影响到工作进展或职业升迁。妊娠期是女性生命历程中非常关键的一个阶段，它不仅是女性生理上的变化，还包含着女性多重社会角色的调适与冲突，对女性的工作与生活会产生极大的影响。对于已经在职场站稳脚跟又把生宝宝提上议事日程的女性来说，需要接受备孕期间和怀孕后的种种变化。因为也许从现在开始，一切都会变得不一样了。

专家来诊断

1. 多重角色的调试和冲突

现代女性在家庭、工作和社会 3 个环境中承担着不同角色，任何一个角色没有扮演好，关系没有协调好，都会影响其他角色，进而会引发角色冲突。

2. 晋升机会流失

有些领导内心里并不希望女性下属怀孕，怀孕带来的现实问题会影响到女性下属工作。从领导知道你准备要宝宝的时候开始，他可能就要开始考虑如何重新布局、调整工作了，领导倾向于把重要的工作交给近期不打算怀孕的女性或男性员工。

3. 提升动力不足

处在怀孕这个特殊阶段的女性，更多的是关注保健、营养、家庭，而很少再给自己压力去学习和更新知识，提升自己在职场的地位，似乎从一个上进的人变得不那么上进了。

专家悄悄话

　　虽然你可能已经为做孕妈做足了心理方面的准备，但身体和精神以及周遭的变化仍会让你感到不舒服、不适应，甚至感到措手不及。身体形象和知觉的改变，会使得怀孕的经验充满着甘苦交织的多重感受，体重也会开始逐渐增加，并且妊娠期的生理反应（如恶心、干呕、头晕、乏力、倦怠及嗜睡等）也许还会使你在办公室的同事和领导面前显得有些尴尬。你会将大部分情感转移到肚中胎儿身上，激素的变化会使孕妈把胎宝宝的健康作为其关注的首要问题，新生命所带来的惊喜和荣耀将使其日常生活的重心从工作转移到胎宝宝身上，而产检时间与工作时间的冲突却是一个潜在的问题，人生的首要重心也不会再放在工作上了。

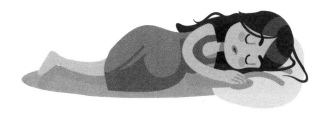

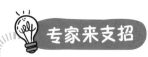

专家来支招

当面对这些无法避免的状况，孕妈该如何调整自己，以适应这一过程的变化呢？

1. 允许自己慢下来

怀孕期间需要对身体进行各方面的调整，以保持身体维持一个最佳状态。超负荷工作、加班熬夜等都不利于安胎，要尽量避免。应将自己的工作按照轻重缓急排个序，合理安排好自己的时间，尽量不要在8小时工作之外安排额外的工作，给自己的身体和大脑充分放松的时间。只要做好自己的本职工作，别再让加薪、升迁不断诱惑自己，因为想要这些，一定要付出比常人更多的时间和精力，而现阶段胎宝宝对你来说才是最重要的。

2. 换个思路理解来自上司的"白眼"

调整好时间，安排好自己的备孕计划，别害怕让上司听到那句"领导，我怀孕了"，因为"鱼与熊掌不可得兼"。面对领导的"白眼"不要苦恼也不要抱怨，要把怀孕的任务当成头等大事。当重要的工作被分配给其他人时，就把这样的遭遇当成是自己的福利。怀孕后，例行的检查是必须做的，要尽量把工作协调好。

3. 学会拒绝

对于一些特殊岗位来说，应酬是必不可少的工作内容之一，难免会遇到推杯换盏、觥筹交错的场合。处于怀孕期的女性，一定要学会说"不"，不要为了顾及老板、客户的面子而拿起酒杯。当然，拒绝也需要一定的技巧，尽量不要让别人难堪。当工作安排和自己的怀孕大计冲突的时候，适当地学会拒绝是必要的。

4. 学会欣赏自己的素颜美

完美的妆容是大部分职场女性出门的必备。但是，从备孕计划实施开始，就不要再化浓妆和涂指甲了，暂时也不要进行烫发或染发。怀孕作为女性人生中特殊且重要的时期，会让孕妈焕发独特的女性美，每天认真对着镜子里的自己进行观察，慢慢你会发现自己即便是素颜也很美丽。

自我诊断与记录

- ☐ 我觉得受到了不公平待遇
- ☐ 说"NO"不是我的长项
- ☐ 我必须打扮漂亮才能出门
- ☐ 我要求自己与怀孕前一样努力工作
- ☐ 我每天对着镜子观察自己，寻找自己独特的美

出现先兆流产了，你该怎么办

社会万花筒

　　有一位孕妇在心情日记里写道："我怀大宝的时候，心情不好、脾气不稳定又挑食、营养不良，吃了胃药后，就出现了先兆流产。最开始就是保胎，每天吊水、臀部注射黄体酮、服用保胎药，还找中医配了些安胎药。卧床十多天后没有再出现出血的迹象，于是停止了治疗，可是没多久又出血了，每次量还不少，医生说胚胎也会优胜劣汰，如果胚胎质量不行，就是硬保也保不住。不健康的自然会流掉，如果他健康，就算流血也会成活，于是便将针剂停了，坚持服用中药和口服黄体酮、维生素，就这样反反复复一直到怀孕4个多月才彻底没有出血了。一般情况下，怀孕3个月以后胎稳了就不会流血了，当时真的想放弃了，4个月还在流血很怕胎儿不健康，可是那么大了，打掉又不忍心，就想先留着，万一到做排畸检查的时候不健康再拿掉，好在后面检查一切正常，就这么战战兢兢地一直到宝宝出生。是个很健康的男宝宝，体重7.8斤，现在1岁多了，宝宝特别健康、聪明。

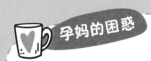

孕妈的困惑

出现先兆流产症状，我好害怕，怎么办？

专家来诊断

出现先兆流产时，孕妇的心理活动会较复杂，多为紧张、恐惧、害怕流产，对治疗迫切需求且多焦虑，易产生悲观、失望心理。此外，也有不少患者麻痹大意，自我感觉转好后便不再配合治疗。出现先兆流产的孕妈，不妨看看上面那位妈妈的日记，放宽心，相信孩子和自己的缘分，一切顺其自然。只要没有胎停，就不要放弃，胎宝宝也在努力克服一切困难长大与妈妈见面。

专家悄悄话

当孕妈出现先兆流产症状时，一定要积极配合医生进行治疗，调整好自己的心情。自己心情好了，身体状况也会随之慢慢变好，要相信自己能够度过难关，当身体出现问题时要及时与医生进行沟通。

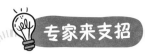

1. 适当改善居住环境

适宜的居住环境能使孕妇保持良好心情，利于胎儿的生长发育。不一定要做出换房子这样的大动作，力所能及地让居住环境保持清洁整齐，摆放有利于保持好心情的小物件，如美丽的鲜花、色泽鲜艳的小挂件等。

2. 创造温馨舒适的软环境

孕妈要主动参与生活，为自己的好心情创造条件，如听听自己喜欢的音乐、想想关心自己的人，这些都有助于缓解紧张的心情。

自我诊断与记录

看你占了几条!

☐ 等着别人来哄自己开心　　☐ 心理紧张却不与人沟通

☐ 过于恐惧害怕　　☐ 不配合医生治疗

谨防"二孩焦虑症"

社会万花筒

　　一位孕妈这样讲述她的故事："我一结婚婆婆就催我们赶紧生孩子，她说这样可以趁自己身体还行的时候帮我们带孩子。生完头胎两年后，婆婆便又催我生二胎。本来我是不打算生的，可是我却意外地怀孕了。我想着既然怀孕了，那就把孩子生下来吧，毕竟孩子是无辜的，等生了二胎后大不了加倍努力地挣钱。就这样我又开始了怀孕的幸福时光。"

专家来诊断

可能有不少孕妈如同上文中的孕妇，自己并没有特别强烈想生二胎的想法，只是在长辈的要求和期盼下，有过一个闪念，但其实内心并没有做好生二宝的心理准备。当意外怀孕后，不得不迅速让自己再次进入孕妈的角色，不得不与大宝去沟通即将到来的二宝。

"二孩焦虑症"的形成，有多方面的原因。首先，备孕二胎的女性，年龄大多在三四十岁，她们正值事业高峰期，生育对于事业的发展会产生一定的影响；其次，在生完头胎之后，妈妈们已经开始不太注意生活及饮食的规律，生理健康上也或多或少存在一些问题；再次，生养一个小孩的压力巨大，很多家庭在想生而不敢生之间纠结。

如果没有充分的心理准备，那么生二宝带给家庭的将不全是天伦之乐，可能还会出现许多使家庭结构崩解的情况。如果在心理上无法提前调试好，家庭可能会受到不良影响。

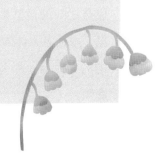

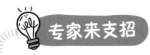

专家来支招

1. 要做好再次当父母的心理准备

夫妻双方要树立正确的孕育观念，要先将事业和家庭的准备工作完成，避免后期出现不良的情绪。其中女性的心理准备最为重要。生育第二胎，很有可能会导致自己的事业中止或中断一段时间，两个孩子也必然会产生更大的抚养压力。如果事业女性为孩子回家做全职太太，那么生活、社交圈子必然要放弃一部分，对于角色的转换，女性一定要提前做好调试。

2. 男方也须做好充分的准备

女方在生育过程中，男方需要承担更多的家庭经济重担。如果没有提前做好准备，生活压力将会影响男方心理。

3. 与家庭成员达成一致

生二宝并不单纯是夫妻两个人的事，它关系到每一个家庭成员，因此决定要二宝前，最好能与其他家庭成员进行充分沟通。如果家庭成员中有一方持反对意见，就应该慎重考虑。建议在达成共同意见后，再考虑是否要生。否则可能会造成家庭成员之间的情感破裂，产生家庭矛盾，如提前征求老人的意见，根据老人体力现状，协商二宝是否由老人带。如果没有事先沟通妥当，那么当二宝出生后，后期的抚养过程将会比较麻烦。

4. 做好大宝的心理工作

有一份调研报告显示，愿意再生二胎的父母表示，在所有二胎带来的复杂状况里，"亲子妒忌问题"是常被他们所忽视的一个关键部分。专家建议，打算生二宝的夫妻，需要提前为"老大"的心理健康做好准备，否则很容易造成"老大"出现失落感，进而形成烦躁、易怒的性格。

不少大宝会在家里新增弟妹之后，出现了不同程度的烦躁、易怒和焦虑的情绪。而生二胎家庭的大宝之所以容易出现心理问题，原因在于现在的家庭多是独生子女，从小娇生惯养。当家长养育二宝时，大宝会产生被忽视、被抛弃的心理，容易把父母不再爱自己的责任推到二宝身上。

自我诊断与记录

关于生二胎前需要做的准备工作，你是否已经准备好了呢？看看哪些你还没做好。

☐ 未与老大沟通　　　☐ 未准备好生二胎
☐ 有不良的生活习惯，如熬夜，抽烟喝酒
☐ 经常情绪低落　　　☐ 家庭还未支持

尝试记孕期日记

专家悄悄话

　　每一位女性从怀孕第一天起，就要负担起母亲的职责，怀着一颗充满母爱的心对待腹中的小宝宝，怀孕日记就是母爱之心和母亲责任的重要表现形式之一。

　　如果你把自己在孕期发生的重大事情、自己的所思所想和察觉到身体的每一个新奇的变化等重要事项都记录存档，将为医生提供有价值的医疗参考。你可以根据自己的特点和兴趣进行记录，文字要简洁，内容要有侧重。入院检查时，可随身带上日记，以供医生参考。

专家来支招

孕妈日记可以包括如下内容。

1. 末次月经日期

准妈妈通过回忆记下末次月经的时间，据此，可以推测怀孕的时长。

2. 怀孕反应开始的日期和症状

记录第一次出现怀孕反应的日期，每日反应的时间、反应程度、消失时间以及治疗与否等情况。

3. 胎动

正常的胎动是胎儿健康的标志，记下第一次胎动时间及每日胎动次数。

4. 准妈妈患病情况

记录下所患疾病名称、症状及起止时间。

5. 孕期用药情况

准妈妈患病后应及时去医院诊治，由医生指导用药。应记录下所用药物的名称、剂量、用药时间等。

6. 接触放射性物质情况

孕期应避免接触放射性物质，如若接触，应记下接触时间、次数、部位等。

7. 孕期并发症

怀孕中后期常会出现下肢浮肿、静脉曲张等症状，情况严重时，应及时治疗，并将症状和治疗情况记录下来。

8. 产前检查

准确记录怀孕后每次孕检的时间、项目和结论。如停经后的妇科检查、化验检查、超声波检查等。

9. 性生活情况

10. 记录准妈妈对宝宝的心情变化

留存自己孕期的心路历程。这不仅会加深妈妈对宝宝的感情，也是将来留给宝宝的一份珍贵礼物。

记录怀孕生活的一切，这样可以帮助孕妈看清自己的另一面。日记是个抒发自己感情及思绪的好办法，可以通过写养育日记度过难忘的"孕期"。当孕妈回头来看的时候，也会发现这个时期很有意思。

自我诊断与记录

☐ 我不记得怀孕的细节了
☐ 我有时会记录，有时懒得写
☐ 通过写日记表达我对宝宝的爱
☐ 孩子长大后，也会跟 TA 分享我的孕期日记

怀得晚 ≠ 生不好

社会万花筒

现今社会竞争激烈，随着职场对人才学历和资历的日渐重视，越来越多的育龄女性选择优先发展学业和事业，而将生育计划推迟执行。据全国第六次人口普查数据显示，我国妇女生育平均年龄为 29.13 岁。这个数据比 2000 年推迟了 2.82 岁。随着育龄的推迟，一部分孕早期女性会过度焦虑于自己已错过了最佳育龄，怕对宝宝会造成不利的影响，另一部分女性则担心自己的职业上升通道会因怀孕而受阻。

专家来诊断

随着二孩政策的实施，高龄孕妈也越来越多，这一现象已成为城市普遍现象。及时调整孕早期准妈妈对生育年龄的看法，可减轻其焦虑状态，更好地享受美好孕期。高龄妈妈其实也有很多优势。

1. 认知水平较高

高龄妈妈由于其社会经验丰富及更多的人生阅历，这对养育子女而言是优势条件。高龄妈妈可将更多的人生智慧融入养育之中，对养育的理解更加透彻，对养育的规划也会更加完整，这些都是有利于宝宝成长的先决条件。

2. 拥有更稳定的情绪

高龄妈妈更加成熟，往往拥有更稳定的情绪，对怀孕分娩和教育孩子做好了更多的准备，面临更少做父母的压力，对子女的教育将会更加关注。

3. 高龄生产的女性寿命长

有研究发现，40 岁以后生育子女的女性过百岁的可能性较其他育龄女性提高了 4 倍。这是一组很激励人的数据，高龄孕妈的寿命更长，陪伴子女的时间往往也更长，在生育和延寿两方面能实现双赢，着实令人振奋。

4. 经济收入比较有保障

中国社会科学院唐均接受记者采访时说，在 20 世纪六七十年代的农村，生孩子就如同添双筷子，成本可以忽略不计，而现在，生孩子所花费的成本太高，导致一些家庭因怕负担不起，所以不敢要孩子。的确，近年来房价、物价水平日益攀升，很多夫妻选择先购置房产再备孕，对孩子的出生做足了物质准备，这样做可避免孩奴局面的产生，更可以对孩子的养育和教育投入更多的精力和物力。

5. 夫妻关系通常更加稳定

稳定的家庭关系对养育子女有着重要意义，融洽的夫妻关系给子女带来的情绪体验会更加良性。高龄夫妻对于养育子女做足功课，对养育的意义也更加看重，或许能体会更多的养育乐趣。同时，对子女而言，心理健康的程度也可能会更高。

6. 职场中的不可替代性更强

很多高龄白领妈妈已经工作多年，拥有更加巩固的人际关系和社会资源，职业化程度更高，在职场上的不可替代性更强。

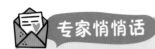
专家悄悄话

对于很多孕早期的高龄妈妈们而言，宝宝选择在这个时候出生，或许存在不可替代的意义，请相信一切都是最好的安排，关注正念。在心情焦虑的时候，不妨放下手中的事，调节呼吸，脑中想象美好的未来。同时，应合理安排时间，调整工作节奏，保持充足的睡眠，并配合医生检查，做适当的运动，读积极的书籍，听缓和心情的音乐，挑选喜欢的衣服，这些对胎儿的发育都是极好的。

自我诊断与记录

一起回顾高龄妈妈的优势吧！

☐ 认知水平高　　☐ 情绪稳定　　☐ 寿命可能更长

☐ 经济保障　　☐ 夫妻关系稳定　　☐ 职场不可替代性

向低迷情绪说 NO

社会万花筒

　　孕早期是准妈妈生理和心理双重敏感的时期，有调查结果显示，有11%的孕妈会在孕早期出现焦虑、抑郁情绪。部分准妈妈体检数据不达标，存在先兆流产的倾向，从而引发过度担忧、情绪不稳定，甚至出现焦虑、易怒、对事物提不起兴趣的状况；还有部分准妈妈对怀孕没有充足的心理准备，认为怀孕干扰了正常生活，导致抵触情绪增加。

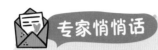

专家悄悄话

　　体内孕激素的变化会使部分准妈妈产生早孕反应、嗜睡、恶心、呕吐频繁出现，导致准妈妈食欲下降，情绪起伏无法控制。这些都是正常的生理变化。

　　有资料显示，孕妇在妊娠期可能存在以精神运动性迟滞和激越、躯体化方面为主的抑郁情绪，会影响宝宝的正常发育。

专家来支招

　　将孕早期的不良情绪消除或降为最低是保障生育健康宝宝的关键，我们以赶走孕早期抑郁情绪为目的，可以做以下简单的自我调整。

　　1. 合理归因

　　孕早期的情绪容易波动，大部分原因是受怀孕的特殊状态影响，并非准妈妈家庭、事业或社交关系的不如意。当准妈妈体会到难以控制的情绪时，应试着将它外归因，并把孕期情绪不稳定作为首要原因考虑，切忌将情绪蔓延至其他生活事件，更不要偷换不良情绪的初衷。

2. 认识到低迷情绪的危害

怀孕的终极目的是宝宝的健康出生，资料显示，准妈妈不健康的情绪体验可能影响 4～11 月龄婴儿的气质类型。另外，有研究发现，孕妇长期或反复的处于较强烈的焦虑、抑郁情绪中，如无法减轻或消除，将会持续引起心理应激反应，可导致流产。所以，为了宝宝的出生和健康成长，准妈妈必须学会让自己不受不良情绪干扰。

3. 保持一定的社交

某些孕妇因早期有先兆流产的倾向，便躺在家里卧床不起，久而久之导致其社交范围变窄、情绪无法梳理。建议孕早期的准妈妈应依然维持孕前社交，常和朋友、同事聊天，分散注意力，孕早期的反应也可能会有所好转。

4. 与爱人分享怀孕的感受，彼此倾听

刚刚怀孕的准妈妈往往有很多新鲜体验需要和爱人分享，例如如何体检、建档、排队的人多不多等都可以成为聊天话题。准妈妈应尽量多地描述一些怀孕的感受与体验，一来培养准爸爸成为一位优秀的聆听者，二来也促使准爸爸快速进入新角色，并且还能起到情感宣泄的作用，益处多多。准爸爸在时间充裕的情况下，可陪同准妈妈产检，共同面对孕期，使准妈妈不再感到孤单。

5. 与孕妈们交流分享

随着互联网的崛起，越来越多的网站、手机 App 推出孕

妇论坛和孕妇课堂，孕早期的准妈妈可筛选一些与自己情况相似的孕友，随时随地进行互动，携手同行，互相鼓励。

6. 专注于一些喜欢的事情

孕早期准妈妈不妨尝试将精力放在平时喜欢的事情上，如画画、弹琴、看电视剧，也可以买些宝宝照片贴在墙上，看看小时候的老照片，或者给未来的宝宝织件小毛衣，为孩子的出生买所需的各种用品等。

7. 增加对待困难的信心

有些孕早期准妈妈会对怀孕后的生活感到茫然，害怕面对；还有一些准妈妈会被怀孕痛苦的标签影响着难以自拔。这时，可以在闲暇时光让自己放松全身，冥想几个月后的情景，想象宝宝的笑容，想象宝宝依偎在自己怀中吃奶的样子，想象一下未来无与伦比的幸福。当感觉逐渐真实和强烈后，准妈妈的幸福感就会增强，也会让自己逐步变得坚强。

8. 寻求正规心理 / 医疗机构支持

如果无论如何都无法从抑郁情绪中解脱，孕早期的准妈妈需尽快到正规心理机构或医疗机构寻求支持。有实验证实心理咨询或心理治疗可减轻或消除孕早期先兆流产患者的焦虑、抑郁情绪，提高保胎成功率。

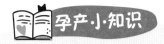 孕产小知识

怀孕是个短期项目，挺一挺总会过去的。当怀抱婴孩的刹那，你将体会到一切付出都是值得的。陷入抑郁情绪是痛苦的，但准妈妈为了宝宝健康，请尝试做一些令自己开心的事情。瑜伽和冥想可起到镇静的作用，去公园散步也会使心情变得明朗，去商场购物会使人感觉充满生活气息。智慧的准妈妈，烦躁时请深呼吸并默念："我是一位伟大的母亲，我可以为了宝宝调整好情绪。"

自我诊断与记录

亲爱的准妈妈，读了本篇学到了哪些知识？

- ☐ 合理归因很关键
- ☐ 正确认知很重要
- ☐ 社会交往很必要
- ☐ 与爱人分享很幸福
- ☐ 同伴交流很温暖
- ☐ 关注其他很解压
- ☐ 增加信心很给力

宝贝，感谢你给我的新"职称"

社会万花筒

　　孕早期，漂亮的准妈妈们外形变化并不明显。面对怀孕这个事实，有些准妈妈羞于公开，还有些准妈妈未认识到怀孕到底给自己带来了什么，所以仍继续穿高跟鞋、涂口红，一样都不耽误，而准爸爸们更是因缺乏切身体验，还停留在感性认识阶段，开心过后依旧想干啥就干啥。

专家悄悄话

　　社会上很多孕妇课堂和孕妇宣传材料都在呼吁准爸妈应尽早转换角色，以快速提升夫妻对怀孕事件的重视程度及规划未来生活的能力。面对宝贝到来赋予的新"职称"，亲爱的准爸爸准妈妈们需要做些准备啦！

专家来支招

1. 提高孕期认知

　　准爸妈在孕早期应尽可能多的学习孕期护理、生育及养育相关知识。查阅资料，领取医院妇产科的小手册，加入孕期课堂，向身边人请教等都是很好的办法。当然，准爸妈对知识的采纳一定要辩证，尤其是对传统习俗中的旧观念部分应去粗取精，只吸收好的部分。

2. 社会角色转变

　　某些准妈妈会对胎儿过分担忧，不愿将怀孕的消息散播出去。但很多生育过的妈妈们却不这么认为，适当地与单位同事、身边亲朋分享怀孕之喜会得到大家的祝福和帮助，会更利于准妈妈新角色的建立。

3. 给宝宝起个乳名

准爸妈可在孕早期给宝宝起个乳名，每天呼唤他的名字，与他交谈。准爸妈之间也可用某某爸爸/某某妈妈来彼此称呼，共同体会角色变化的影响，提升自己对新角色的认同感。

4. 共同为宝宝制作出生前档案

孕期是个特殊的人生阶段，过程即使艰辛曲折，但事后却仍会令宝爸宝妈十分怀念。从孕早期开始，准爸妈可共同制作一份爱心手帖或网络日志，将准妈妈的身体变化、日常事件都记录下来，可以画成画、粘上值得留念的票据等；准爸爸还可为准妈妈拍摄一本孕期相册。这么做一方面可以舒缓孕期的紧张情绪，另一方面还可以记录整个孕期，供宝宝长大后翻看回味，将乐趣无穷。

5. 共同为孕期做个计划

孕期各种孕检让人眼花缭乱，准爸爸可以咨询医院、查阅资料，将40周全程产检流程做出详细的规划，让准妈妈拿到一份傻瓜式的指引方案，保证准妈妈不再在抽血和做B超的途中茫然不知去向。在做计划的过程中，准爸爸可受益良多，不但会提升对怀孕的认知，对角色转换也很有帮助。

6. 共同为宝宝的出生做足准备

部分物质上的物品需要尽早准备，家里的环境是否温馨？宝宝是否有软和的小床？这些大环境的改变尽可能安排在孕早期，以免中后期慌乱或工期拖延。

7. 跟身边的小朋友多接触

孕早期的准爸妈在亲朋家做客时，可尝试多与小朋友交流，理解小朋友的思维，学习如何与小朋友相处，如何照顾小朋友。

自我诊断与记录

你为宝宝的到来做了哪些准备？

- [ ] 提高孕期认知
- [ ] 社会角色转变
- [ ] 给宝宝起个乳名
- [ ] 制作出生档案
- [ ] 出生准备
- [ ] 接触小朋友

别理我，烦着呢

孕妈的困惑

　　准妈妈赵女士虽已经在艰难地控制情绪，但却依旧会感觉到莫名的心烦意乱。孕早期对她而言实属是一种身心煎熬，对她老公和家人而言更是有苦难言，稍一不留神就会触碰她的暴怒神经。赵女士面对一次次的唇枪舌剑，不禁要问："这股无名邪火到底来自哪里？"

孕早期的准妈妈经常会有喜怒无常的情绪体验，这往往是生理和心理双重因素作用的结果。国内外研究表明，多数初产孕妇由于缺乏妊娠相关知识、不适应孕期身体生理变化等因素，普遍存在不同程度的焦虑、抑郁等不良心理反应，孕妇的焦虑情绪明显多于普通人群。

女性怀孕后身体的内分泌系统处于变化过程中，加上孕妇本人及家属对妊娠的态度，常使孕妇处于应激状态之中，易发生精神状态的变化，严重者可出现以情绪不稳、冲动、行为异常为主要表现的妊娠期精神障碍。

早孕反应带来的恶心、呕吐、食欲减退、睡眠障碍等症状常令一些准妈妈感觉昏天暗地、倍感无力，往往需要通过不良情绪宣泄出来。

准妈妈常在孕早期无法适应突如其来的角色转变。有些准妈妈孕前生活充实，意外的怀孕令其原本的生活戛然而止，准妈妈很难一时间进入新的角色，往往对孕期生活提不起兴趣，以发泄情绪的方法来抵御生活事件的转变。

女性潜意识中过低的自我期望及特有的归因模式是女性高焦虑倾向的原因。准妈妈对胎儿健康和未来生活的过度担心都会使其焦虑水平提升，对生活琐事的烦躁感增强，出现对家人缺乏耐心与理解的情感反应。

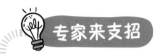 **专家来支招**

那么，如何避免家庭战争的暴发，度过一个安稳、平静的孕期呢？

首先，在这个特殊时期，准爸妈一定要以大局为重，双方勤沟通常疏导，增进理解，共同成长，相互鼓励。

其次，准妈妈应保证充足的睡眠，经常调节呼吸节律，放空自己，可尝试正念训练。

由于准爸爸的不理解常会助燃准妈妈的"三昧真火"。如果准爸爸无法身临其境地感受准妈妈的身心变化，不能理解准妈妈的脾气暴发，甚至认为准妈妈在无理取闹，双方互不相让、发生争执，进入恶性循环，家庭就会笼罩在火药味中。准爸爸应摆正心态，为准妈妈做可口的饭菜，陪同准妈妈进行日常孕检。另外，准爸妈双方可经常亲密爱抚，以拉近双方的心理距离。相信准爸妈经过整个孕期的相互关怀，共同承担家庭责任的意愿逐渐增强，面对今后的育儿生活也能处理恰当、得心应手。

准妈妈可根据自己的实际情况选择释放情绪的方法。

1. 爱好读书的准妈妈

可选择一些轻松的读物，如旅游日志、时尚杂志及关于花草栽培、养育方法、情绪管理的读物等。

2. 爱好影视作品的准妈妈

可选择轻松的剧集观看，尽量不要选择剧情纠结、误会频发、暴力冲突的作品。

3. 爱好旅游的准妈妈

可计划周边游，应选择人少、环境优美的地方，天气晴朗的日子可带好帐篷和食物。

4. 过度焦虑的准妈妈

掌握快速恢复平静的技巧，静坐、深呼吸，感受身体的放松和精神恢复的过程，也可听些舒缓的音乐。

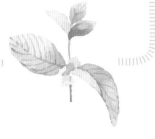

怀孕的女人最美丽
——感知孕早期身心变化

孕妈的困惑

　　刚刚度过孕早期的张女士在描述早孕状态时这样说道:"孕早期来得悄然无息,过得撕心裂肺,走得毫不留念!"可见早孕反应对准妈妈的身心影响还是很大的。其中最重要的一个影响就是,怀孕后许多女性觉得自己脸色发黄、小肚微凸,变丑了。

专家来诊断

孕早期就整个孕期而言尤为重要，主要有以下两类变化。

1. 生理变化

乳房变化：准妈妈会突然在某一天发觉自己的乳房变沉了，跑起步来怪怪的，其实是由于准妈妈乳腺导管在增加，致使乳房开始变大。

代谢变化：为了迎接宝宝的到来，准妈妈的各个器官都在增加工作量。妊娠可以使新陈代谢率比平时高 10% ~ 25%，准妈妈的脉搏每分钟会增加 10 次，呼吸频率加快，同时心率会增加 10 ~ 15 次。

消化系统功能变化：多数准妈妈在孕早期可感受到早孕反应，如讨厌油腻、反酸、恶心、呕吐、食欲不振及心烦意乱等一系列症状。

体重增加：虽然孕早期的宝宝才几十克的重量，但来自母体的支持系统，脂肪、血液等也会使一部分早孕反应不明显的准妈妈体重上涨。

其他：准妈妈还可能出现尿频、嗜睡等症状。

2. 心理变化

多数准爸妈得知怀孕的消息后会喜出望外，以乐观积极的态度迎接未来的挑战。但也有一部分准妈妈还没有做好角色转变的心理准备，对自身缺乏自信，认为自己承担不起养儿育女的家庭角色，并对子女的未来发展充满焦虑情绪。

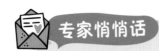

专家悄悄话

　　受孕早期生理变化的影响，准妈妈可能出现情绪紧张、易怒、恐惧、焦虑、抑郁及恐惧分娩的症状，而这些症状可使母体分泌的体液增多，一方面会引起或加重准妈妈早孕反应，另一方面可通过胎盘影响胎儿大脑和躯体的发育，不利于优生优育。也就是说，早孕反应可引起一些不良的情绪反应，反过来不良的情绪反应又会加重早孕反应的程度，两者相互影响，调节不当即进入恶性循环。

　　国内外的研究均表明，稳定、乐观的情绪有助于减轻早孕反应的程度，而消极、不稳定的情绪则能加重早孕反应的程度。早孕反应的减轻，会使人精神饱满、情绪良好、状态好，人自然就美。所以，准妈妈们除了调适自己的心情，穿得美美的，精心打扮自己也不是必不可少的。

自我诊断与记录

你用哪些方法让自己感觉依然很美？

早孕反应 "心" 来医

 孕妈的困惑

　　刚刚害喜的陈太太最近叫苦连连，头晕、恶心、晨吐、厌食及烦躁等花式症状实在虐人。陈太太生性敏感，平素喜欢与人聊些家长里短，想到去年隔壁王太太的不幸流产，不禁感到恐惧、紧张。她来到医院妇产科寻医问药，医生告诉她早孕反应无须特殊治疗，可她过度紧张，于是被转介到心理门诊。

专家悄悄话

早孕反应往往是生理和心理共同作用的结果，很多准妈妈由于对怀孕事件过分重视，会导致过度紧张。值得一提的是，有研究发现，有多达60%的男人会在妻子怀孕的时候，产生奇怪的生理或心理症状，比如紧张、焦虑、口味改变、容易疲倦等，只是每个人的程度轻重不同而已，这种效应被学术界称为"准爸爸的早孕反应"。可见面对怀孕如此重大的生活事件，无论男女均难以消化，选择从克服早孕反应和心理问题两方面入手，会更科学及实用一些。

王效道等研究认为，妊娠对女性来说是一种强烈的精神刺激，不同个性的孕妇可产生不同强度和不同性质的情绪反应。而且随着早孕反应的出现及妊娠过程的进展，孕妇个性特征的某些方面可能会发生一些变化，如表现为人格内倾、情绪不稳、强迫、偏执、敌对及人际敏感等。这些不良的个性变化都可反作用于孕妇，加重妊娠早期的恶心、呕吐。也就是说减轻孕妇心理压力，可起到缓解早孕反应的作用。

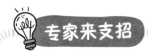

专家来支招

首先，准妈妈应加强学习孕期知识，了解孕早期的意义，为平稳度过该阶段做足心理准备。一定程度的焦虑是对怀孕事件的保护与促进，准妈妈不必对"焦虑"感到心烦，适当地接纳情绪，让它陪伴你和胎儿一起平稳着陆。然而，情绪也是有限度的，有些准妈妈对孕期的过度重视或对分娩的过度恐惧，容易加重早孕反应。

其次，快速进入新角色是前进的关键。准妈妈可尝试畅想未来的抚育时光，也可看些成功母亲的书籍，提升自信，快速转变思想以适应新的社会角色。

另外，准妈妈感到不适时也可寻求他人帮助。不妨将状态的失衡及情绪的紊乱转化为倾诉的方式与准爸爸或亲朋谈谈，没准儿准爸爸对未来早有打算，又或许准妈妈的担忧实属多此一举。经常疏导情绪跟清理路障相似，会使路况得以改善。

自我诊断与记录

看完这篇文章，你都学到了哪些降低早孕反应的方法呢？

☐ 学习孕期知识　　　　☐ 畅想角色转换

☐ 寻求他人帮助（倾诉）

孕中期

经过了紧张、难受的前3个月，孕妈便进入了孕中期。孕中期时，孕妈一般会停止孕吐，是比较舒服的一段时间，那么在这段幸福的时光里，孕妈们又会遇到哪些事情，需要提前注意应对呢？

提升孕妈的价值感

孕妈的困惑

进入怀孕中期，孕妇已经适应了胎儿的生长，孕妇的情绪也会变得相对稳定。但因为对于一个家庭来说，孕妈在哪里，家庭的中心就在哪里，很多孕妈从怀孕伊始就一直受到丈夫、家人的呵护，从穿衣吃饭到外出社交，让孕妈的心理依赖性增强了，过度的依赖家人尤其是自己的丈夫，一旦出现丈夫不在身边的时候，很多孕妈就会产生很强的失落感，难免胡思乱想、心情抑郁低落。

怀孕 17 周的廖女士就有这样的困惑。"怀孕前我是上班族，怀孕后，我辞职在家当全职太太，家里也没有老人，老公每天早出晚归，我见到他就想说他，看不见他又想他，一个人在家很孤独，喜欢掉眼泪，变得很悲观。"她告诉医生，自己在怀孕期间总感觉情绪比较悲观。

专家来诊断

孕早期时，由于身体不适以及腹部越来越明显的孕态，准妈妈们一直都是被丈夫和家人、朋友悉心地照顾着。渐渐地，孕妈会习惯过分依赖他人，凡事都由丈夫或他人代办，甚至有些孕妈怀孕后就在家安胎，缺少了很多和外界接触交流的机会，注意力就完全放在了自己和身边的人身上，容易产生过度依赖心理。

过度依赖是很多准妈妈常见的心理状况。这种心理虽然对胎儿来说是没有危害，但是对孕妈的身心健康却有一定的坏处。

专家来支招

面对这种过度依赖，孕妈应该怎么办？

1. 要有动的意识

有些孕妇因体形显露而不愿活动，加上对妊娠认识不清，怕字当头，担心流产，每天不想干任何事情，凡事都让丈夫或家人包办，认为这样才会对胎儿有利。但这种过度依赖会使孕妇活动量大减，心理上也处于消极、被动状态，这样做不仅易引起心理上的郁闷、压抑、孤独，对胎儿也是极其不利的。

据医学界认为，孕期适当的劳动可以增强孕妇的肌肉力量，对分娩会有一定帮助。只要胎儿和孕妈健康，除了在孕期不能参加剧烈的体育竞赛活动，不能干挑、抬、提、扛等危险的负重活动外，孕妇是可以从事家务劳动或者进行适度的运动锻炼的。如果没有异常情况，孕中期仍能正常上班，这样对于改善心理状态也大有益处。

2. 掌握科学的妊娠知识让心里更有安全感

很多孕妈在这个时候都会听到很多关于怀孕的各种民间说法，尤其有老人来照顾的时候，老人的经验、家乡流传的典故常不绝于耳。不是说这些都没有道理，但孕妈还是要多了解科学的妊娠知识，从胎儿的科学发育和怀孕发展进程的角度去认识怀孕这个过程，有了科学依据的支撑，可以让孕妈的心里更有安全感。

3. 加强和人的沟通联系，分散注意力

孕妈因为怀孕的关系，在孕期的社交活动会骤然减少，尤其是已经辞职或者因为身体关系在家安胎的孕妈。终日在家，话题和注意力难免狭窄，这样容易产生消极情绪。这时孕妈应多和人进行沟通，如多和家人、亲戚、朋友聊天，尤其是多和宝宝进行情感沟通。孕中期的妈妈已经有了胎动，这种新生命存在的感觉，可以帮助自己增强做母亲的感觉。孕妈可以多和宝宝互动，说说话、讲讲故事、唱唱歌等，这样不但可以分散掉自己集中于丈夫身上的注意力，也会减少因对丈夫过度依赖所产生的失落情绪。如果有机会，孕妈可以经常把丈夫的手放到自己的腹部，同他一起分享胎动的幸福，或为胎儿的出生做一些准备，这样既能增进夫妻的感情，也可以让他很好地参与到怀孕这件事情上来，让他感受到胎儿的发育，培养他对妻子和胎儿的关注。

自我诊断与记录

提升孕期价值感，你打算怎么做？

- ☐ 做点力所能及的家务
- ☐ 多和家人朋友沟通
- ☐ 多和宝宝情感交流
- ☐ 多看让自己快乐的东西
- ☐ 多了解科学的怀孕知识

突然觉得老公不爱自己了

孕妈的困惑

　　家住临沂的李女士怀孕已经 18 周了，就因为老公说了一句"今天的菜有点咸了"，她就竟然像孩子一样大哭起来。不知当时自己怎么会那么委屈，老公怎么解释都听不进去了。

　　无独有偶，家住北京的纪女士怀孕也 18 周了，她说："老公最近总是加班，每次看到他去加班都会觉得自己很委屈，觉得我和宝宝都没有他的工作重要，虽然他已经尽量不去加班，但仍觉得他对我不够关心，会忍不住大哭。以前他也常加班到很晚，但我就不会这样，不知道我这是怎么了。"

专家来诊断

这些都是一种很常见也很正常的现象。"怀孕后，孕妇体内的激素环境、比例等与孕前相比会发生巨大的变化，这些变化也会影响大脑中调节情绪的神经递质的变化。"其中黄体酮和雌激素是调节生殖期的性激素，它们被认为是孕妇孕期情绪多变的部分原因。

随着怀孕的新鲜感没了，身体的负担也越来越重，很多准妈妈的心理会变得越来越敏感，情绪也会随之越来越不稳定，甚至在同一件事情上，会出现和怀孕之前完全不一样的情绪反应。孕妈们常常不知道自己是怎么了，觉得自己判若两人，有时还会产生对自己的厌弃感，同时又会觉得老公不爱自己了，完全陷入自己的内心世界里。

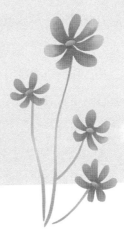

专家来支招

　　其实，这种感觉很常见。这种情况任何一对初为人父母的夫妻都会遇到。

　　1. 要了解自己的情绪波动

　　因为怀孕从生理上来讲本身就是一件很艰辛的事情，而且很多因素又让孕妈们承受着各种心理压力，所以情绪上的波动是正常的。这个时候，无论丈夫多么温存体贴，在孕期的准妈妈都很容易对丈夫的表现感到伤心、失望，甚至会对他的有些作为感到愤怒，觉得他不理解或者不体谅自己。因为无论怎样向他解释孕期反应多么难受，准爸爸都无法感同身受，加上有的准爸爸工作繁忙，难免会忽略孕期的你，所有的感受都要孕妈一个人来承受，于是感到很孤独。随着孕期的发展，乏力、浮肿、食欲不振、失眠等各种症状接踵而至，如果准爸爸不能充分体谅，孕妈就会备感委屈。

　　2. 学会让自己放轻松

　　其实任何一个没有经验的丈夫对于怀孕后日益变化的妻子都会感到不安和手足无措，对怀孕的妻子感情投入过多，丈夫本身也会出现与怀孕相同的症状，情绪也会越来越不稳定。此外，丈夫还会变得过于神经质，会没完没了地向妻子发表意见，妻子因此而患抑郁症的例子也不少见。

　　因此，对于初为人父、人母的准爸妈来说，怀孕期间的情绪和心理都会有很大的起伏和变化，我们要去理解这种情况。不必把它上纲上线地归结到夫妻感情上，要尽量去找一些能使自己心情得到放松的事情来做。当然，准爸爸的态度也十分重要，准爸爸不仅要做好妻子的情绪疏导，还应该力所能及地去分享妻子的喜悦和苦恼，让准妈妈避免更多的患得患失和情绪波动，尽量给宝宝创造更好的健康成长的环境。

自我诊断与记录

动起来，一起来做"心理韵律操"。

☐ 布置一个温馨的环境　　　☐ 通过语言传递心声

☐ 接受音乐的洗礼　　　　　☐ 与幽默亲密接触

☐ 记心情日记　　　　　　　☐ 邀请准爸爸一起来参与

你还有什么好点子？快记下来吧。

_____

_____

"酸儿辣女"是真的吗

孕妈的困惑

　　刘小姐的公婆老家地处中原，秉承多年传统思想，对坊间流传的秘方深信不疑。刘小姐打电话向医生抱怨，说公婆发现她喜欢吃酸的食物后特别开心，并向老家亲戚传达了怀上孙子的"情报"，刘小姐哭笑不得，还隐含淡淡的焦虑，唯恐生下女儿会令公婆伤心。那么，"酸儿辣女"这条流传广泛的验证男女的金标准真的有道理吗？

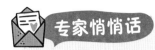

专家悄悄话

孕妇嗜酸或嗜辣都属正常反应，与生男生女并无关联。

经查阅资料后我们发现，孕妇嗜酸或嗜辣均属正常反应。准妈妈体内激素水平的变化会导致胃肠道反应，往往会引起食欲不振，导致孕妇不爱吃东西，对气味敏感，开始嗜酸或嗜辣，甚至改变原有口味。而酸辣的食物可以刺激食欲，因此会得到孕妇的偏爱。孕妇口味还与不同地域、不同家庭的饮食习惯有关，就像南甜、北咸、东辣、西酸，但各地新生儿的性别比例却并无显著差异。

那么，刘小姐该怎样向公婆解释才能被接纳呢？

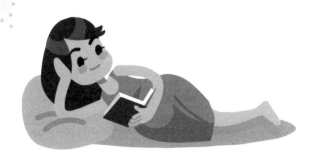

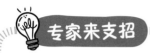

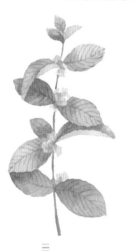

　　首先，要提升家人的认知。可将"酸儿辣女无理说"转述给公婆，并举出身边的例子。当然，聊天时要考虑家人的感受，以平等的语言耐心解释。

　　其次，可以用通俗易懂的语言向家人解释决定宝宝男女的关键因素是什么，是何时又是怎么产生的。千万不要被伪科学压弯了腰，更不可因家人陷入谬论的怪圈而苦恼。与知识为友，与智慧为伴，让宝宝感受到母亲的聪颖与雅量，是对宝宝极好的胎教。

　　最后，要和家人耐心的交谈，向家人坦言无论男女都是准妈妈和准爸爸的宝宝，都应受到祝福和疼爱。适度肯定家人的想法，给家人一些时间，不必强求一次性达成统一。

　　为何"酸儿辣女"的说法会一度盛行呢？究其原因可能有以下几点。

1. 简单易懂

细心观察会发现身边很多坊间的民俗说法都是因为其简单易懂而流传广泛。多数理论分析没有足够的数据支撑，只停留在理论分析阶段，准妈妈看到这样的理论时，务必要多加判断，辩证采纳。

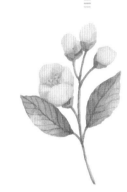

2. 长辈讲述

很多人将老一辈的话奉为金玉良言，一言不合即"搬出"长辈。我们虽然尊敬祖辈，但毕竟老一辈的结论是在其既有认知范围内的言论，诚如战争年代的人们想象不到和平年代的美好一样，审时度势也很关键。

胎动，突然来了

专家悄悄话

　　胎动是一种很奇妙的感觉，然而胎动突然来了，大多数孕妇还懵懂无知，因为对胎动的不了解、不熟悉会使得她们错过那一瞬间的感动，而有的孕妈对这方面的知识有一定的了解，会在这一瞬间感动得无以复加。

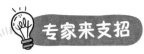

那么，孕妈们应该怎样才能更好地去感受胎儿的存在呢？

大约在孕中期，孕妇常常会感觉到腹内出现一种以前所没有的蠕动感，这就是胎动。胎动是孕妇同胎儿在感觉上的一种早期联系，是胎儿与妈妈最早的交流。但孕中期的初期胎动还不规律，准妈妈还不能明确感觉到，所以这时通过计数胎动了解胎儿的发育情况不是很可靠。

孕妈们应该对胎动的科学知识有一定的了解，在很好地感受胎动的同时，也要了解胎动给孕妇带来的心理变化，这样才能更好地建立起母亲与胎儿的紧密联系，在第一时间也会有更加可贵的珍惜感受。

胎动是胎儿对刚刚经历过早孕反应的母亲最好的报答。它不仅让孕妈第一次真切地体验到腹中小生命的存在，体验到创造、孕育生命的幸福与价值，也激发了孕妇对腹中孩子的责任感。"他现在会动了，是我的孩子在动。不管还要吃多少苦，我都要爱护他，让他健康地生长，把他生下来。"女子本弱，为母则强，这种由胎动而激发的对胎儿的责任感，会让孕妈更有角色认同感。

胎动会使孕妈把相当一部分感情转移到孩子身上，也增强了母亲与胎儿在情感上的联系，这种联系成为母子依恋关系的基础，同时也意味着家庭生活中的母 - 子 - 父"三角情感"关系开始逐渐形成。如果说在妊娠早期，孕妈在心理上更依恋丈夫，需要靠丈夫的体贴与帮助来克服早孕反应的种种不适。那么，现在胎儿的"一举一动"逐渐在孕妇生活中占有重要地位，它给孕妇带来更多的安慰与欣喜。所以，初为人母的准妈妈们，在了解这些知识后，请好好享受宝宝和你的亲密交流吧！

孕产小知识

胎动大致可分为以下 3 种类型。

1. 翻身运动

指胎儿躯干的左右转动。平均会持续 3～30 秒，动作强。孕妇可有翻滚、牵拉的感觉。

2. 四肢运动

如拳打、脚踢。动作强，时间短，平均为 1～15 秒。孕妇可有踢、猛动、跳动的感觉。

3. 短促的高频率运动

为单纯肢体或胸壁的活动。其力量弱、时间短，通常都在 1 秒以内，孕妇可感到胎儿颤动、弱的蠕动或打嗝。打嗝是一种胸壁的运动，每天 1～4 次，每次持续 1～13 秒。

自我记录

胎动来了，你的感受是什么？

_____

_____

心情加油站 5

一定要去的产检

 孕妈的困惑

　　怀孕 20 周的于女士近来因为产检的时间快到了，感到很焦虑。她有一些排斥产检，一是因为在选择建档医院的时候家附近的医院都满员了，只好去了一个相对比较远的医院建档；二是现在已经到了孕中期，很多产检医生都说这个时期很重要，让她内心很忐忑。因此，于女士终日都处于一种惶惶然的心态之中，犹豫不决中的她又在网上看到一些孕妇在讨论孕中期产检，比如"以前老人不做产检不也照样好好的。""可不可以不做唐筛啊？""都已经稳定了，还有必要做检查么？"等。可看过这些信息反而让于女士更加焦虑。

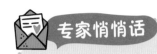
专家悄悄话

"十月怀胎，一朝分娩。"整个孕期要持续 40 周的时间，此时孕妈的生理和心理都会发生极大的变化，想要平安而科学地度过孕期，正规的产检尤为重要。通过产检，不仅可以为孕妇提供科学的孕期知识和诊断，还可以及早排查和治疗随妊娠而来的轻微症状，并进行高危因素的筛查、预防、发现和处理。

孕期检查可以帮助孕妇对自身状况和胎儿状况做出很好的评估，让你安心地度过怀胎十月。所以，产检很重要，也很必要。既然产检这么重要，那么于女士应该如何避免在产检来临之前的焦虑心态呢？

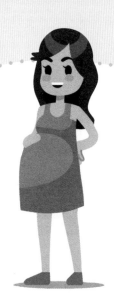

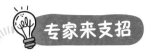
专家来支招

1. 准妈妈要正确认识孕中期产检

常言道，"知己知彼，百战百胜。"只有充分了解孕中期产检的知识，才能更好地调整心态。孕中期是指孕12～28周这个时间段，这个周期大多数医院会有几个非常重要的检查。一个是孕11～14周之间的做NT的B超，是胎儿颈部透明带的检查；一个是孕15～20周及不超过21周之间的唐氏筛查。唐筛是通过查母体血来进行胎儿染色体疾病风险度的检查，并不能确定有还是没有，只是告知孕妇所怀的胎儿患染色体疾病的风险度；还有一个是在孕20～24周（也有医院到26周），这期间会做彩超检查，这是全面系统地排查胎儿畸形的一个重要检查手段；再有就是在孕24～28周做的糖尿病筛查。

2. 放松心态，轻松面对

很多准妈妈在还没进行产检时内心就已经十分忐忑了，而那些在产检过程中发现异常的孕妇，面对该如何治疗，心理负担会更加严重，这种情绪的产生和心理负担都会对自身和宝宝造成一定的影响。因此，以平和心态去面对孕中期的产检就显得极为重要。何况，产检所做的检查都是常规的产前检查，是必须要做的，且不是每个人做都会检查出问题的，孕妈还是要相信自己，以轻松平和的心态去进行产检。

3. 坚持孕期规律检查

孕中期也可能会出现各种病理状况，所以孕妈要及时地去医院做检查，不能因为如妊娠高血压综合征和贫血等而害怕检查，故意不做。不要时刻担心检查一定会出现问题，相反，进行检查可以预防出现问题，并引起孕妈对身体状况的注意。所以，准妈妈在这个阶段仍然应坚持定期到医院接受检查。

自我诊断与记录

关于孕中期的检查，你都知道些什么？

_____

_____

_____

产检出现问题了，你该怎么办

孕妈的困惑

　　和所有准妈妈一样，10个月的漫长孕期虽然很辛苦，但李女士依然感觉是那样的幸福和甜蜜，但是那次唐氏综合征筛查经历，却让她虚惊一场，很长时间都难以忘怀。

　　怀孕16周的李女士去做常规的孕期产检，填表的时候医生交代，如果检查结果有问题医院会给她打电话的。李女士自认为是不会有什么问题的，根本没把这件事放在心上。谁知只过了两天，李女士就接到医院的电话请她到医院一趟。李女士拿到唐氏综合征筛查的单子，看到了上面赫然是"高危"两个红字！她一下子就大脑一片空白，眼泪"唰"地就流了下

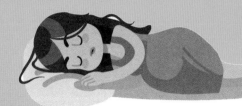

来。看着她焦急的神态，旁边有个一起拿着单子的孕妇笑着说："你不用紧张，这个数值有时会受到很多因素的影响，你没上网查查看吗？""真的？"仿佛一股清泉涌入心田，她立刻觉得轻松了一点。李女士和那位孕妈边走边聊，等回到诊室，就已经不那么害怕了。在和医生商讨的过程中，李女士看到报告单上的孕周和自己的实际孕周不符，16周变成了20周。重算的结果显示她的数值正常了，她也明白了结果是否正常和孕妇的实际孕周有很大关系。一场虚惊，让李女士赔进去了不少的眼泪。

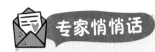
专家悄悄话

唐氏综合征筛查是一种通过抽取孕妇血清，检测母体血清中甲型胎儿蛋白、绒毛促性腺激素和游离雌三醇的浓度，并结合孕妇的预产期、体重、年龄和采血时的孕周等计算生出先天缺陷胎儿的危险系数的检测方法。

唐氏综合征筛查与月经周期、体重、身高、准确孕周、胎龄大小都有关，所以记错孕周对筛查的结果是有一定影响的。

专家来支招

那么，怎样才能让各位孕妈不要像李女士这样面对唐氏综合征筛查方寸大乱呢？

1. 在未做唐氏综合征筛查时要对相关知识加以了解

准妈妈们可以在进行检查之前多了解一些这方面的科学知识，可以多听听医生的说法，也可以看看相关的医学书籍，要科学掌握唐氏综合征筛查的知识，不可道听途说，偏听偏信，自乱阵脚。

2. 当出现不好的结果时，一定要先稳定心态

唐氏综合征筛查虽然是一种计算生出先天缺陷胎儿的危险系数的检测方法，但必须要说的是，唐氏综合征筛查只能帮助判断胎儿患有唐氏综合征的几率有多大，但不能明确胎儿是否患上唐氏综合征。而且影响唐氏综合征筛查结果的因素有很多，比如像李女士这种误报自己的孕周导致结果出现偏差，所以如果结果出来不理想，孕妈一定要先稳住心态，和医生探讨自己可能出现偏差的原因，不能自乱阵脚，方寸大乱。

3. 家人的支持和陪伴很重要

检查结果出来后，孕妈因身陷其中，可能一时会心慌意乱，此时家人一定要稳住阵脚，站在孕妈的身边陪伴她，多和她商量，站在她的立场上理解她，让她心理能够得到更大的支撑和陪伴。

自我记录

对唐氏综合征筛查你有什么看法呢？快来写一写吧。

雾霾天如何营造内心晴朗

社会万花筒

2015 年 2 月，作品《穹顶之下》曾引发社会热议，尽管肿瘤与雾霾是否存在直接联系尚无法判定，但雾霾天污染大、空气质量差、能见度低是毋庸置疑的。有研究表明，高温、高湿、阴雨以及一些异常天气事件，都不利于人的心理健康。世界卫生组织的一份资料表明，1982-1983 年的"厄尔尼诺事件"使得全球约有 10 万人患上了抑郁症，精神病的发病率上升了 8%，交通事故也至少增加了 5000 次以上。"

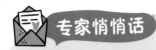
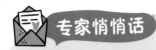 **专家悄悄话**

雾霾天气属于不利气象条件，有研究表明，光线较弱时，人体分泌的松果激素较多，这样，甲状腺素、肾上腺素的分泌浓度就会相对降低，人体神经细胞就会因此"偷懒"，变得不怎么"活跃"，人就会变得无精打采。这种天气状况在一定程度上会使孕妈的情绪和心情变得相对低落，影响胎儿的生长发育。

专家来支招

作为一位准妈妈的你一定不希望呼吸到充满污染的空气，更不希望自己的宝宝生活在雾霾之下，那么，孕妇在雾霾天应该如何做才能还给自己一片蓝天呢？

1. 减少一定的户外出行，多在室内进行合适的活动

雾霾天气空气流通性较差，雾霾中有害物质较多，会容易引起呼吸系统等方面的疾病。因此，孕妇在雾霾天气应尽量避免外出，减少户外活动，如果有一定外出的必要，应戴上口罩，预防雾霾颗粒进入体内。口罩要选取正规厂家出产的合格产品，可根据个人体质选取适当材质的口罩。孕妈出行归

来，应立即清洗面部及其他部位裸露的肌肤，衣物也应尽量进行清洁、清洗。

2. 要及时进行自我心理调节

雾霾天气下可视度低，太阳光线不充足，有时气压也较低，在这种情况下，人容易出现疲惫、情绪低落、烦躁不安等状况，也容易诱发其他心理疾病。孕妇的情绪会直接影响胎儿的生长发育，所以雾霾天气时孕妇要及时进行自我心理调节，可以在房间内听些舒缓平静的音乐调节心情，也可以多和亲朋交流，在室内做一些自己喜欢的事情来调剂心情，让自己的身心适度放松，尽量少受天气影响，避免情绪演变成焦虑抑郁，助力宝宝健康成长。

3. 多吃新鲜蔬果，饮食清淡，多喝水

雾霾天气下，孕妇应多吃新鲜蔬菜和水果，尤其是富含维生素的食物，并且要多饮水，这样不仅可以补充各种维生素和无机盐，保持呼吸道黏膜的湿润，还能起到润肺除燥、祛痰止咳、健脾补肾的作用。雾霾天还应该少吃刺激性食物，多吃些梨、枇杷、橙子、橘子等清肺化痰的食品。并且由于缺少晒太阳的机会，应适当补充富含维生素 D 的食物，如牛奶、大马哈鱼、动物肝脏等。

没有蓝天，可以为自己创造一片蓝天，无论是环境上的还是心理上的，因为心情好孕才好。

自我诊断与记录

雾霾天你还有什么躲避办法？请补充。

_____

_____

_____

_____

别忘了用音乐促进母胎互动

 专家悄悄话

在各种门类的艺术中，音乐因其自身的特殊性占有重要的地位，它是孕妈与胎宝宝之间的纽带，也能被胎宝宝所感受到。音乐成为孕妈与胎宝宝建立最初联系和感情的最佳通道。

科学放大镜

心理学家通过研究发现，音乐能渗透和净化人们的心灵，激发起人们无意识的超境界幻觉，并可以唤醒平时被压抑的潜在记忆。而生物学家认为，富有节奏感的音乐可以激发生物体内细胞的分子产生一种共振效应，使原来处于静止和休眠状态的分子和谐地运动起来，加快细胞的新陈代谢。

科学家们曾经做过一个试验，让孕妈听音乐，2分钟以后，孕妈的心跳会加快。如果给位于孕妈腹部的胎宝宝放音乐听，5分钟后，胎宝宝也会出现心跳加快的现象，而且对音乐的高调和低调都会产生不同的反应。胎宝宝比较喜欢低缓、悠扬的音乐，不愿意接受尖、细、高调的声响。

据澳大利亚堪培拉产科大夫介绍，他曾让36名孕妈每天按时来医院接受音乐胎教，欣赏音乐。当这些胎宝宝降生后，经检查发现，他们的神经系统发育良好、体格健壮、智力发育优良，对外界刺激的反应也特别敏感。通过10年的追踪观察发现，有7名儿童获得音乐奖，有2名成为舞蹈演员，其他宝宝的成绩均为良好，并且无一人有不良行为。显而易见，音乐的确是一种能够促进胎宝宝智、体健康的有效方法。可以说，音乐在诸多胎教方法中具有重要的地位。人类需要音乐，宝宝也需要音乐。胎宝宝可以通过音乐获得快乐、刺激和安慰。

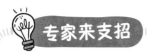**专家来支招**

1. 选择胎教音乐

胎宝宝在子宫内首先感受到的是韵律，选择合适的胎教音乐，为胎宝宝创造有规则的韵律搏动。胎宝宝的全身能随着母亲的大血管分支的血液搏动而同步颤动，几乎在整个怀孕时期都是胎宝宝的伴侣，是胎宝宝生活环境中重要的组成部分。

2. 孕妈唱歌或哼曲调

由于胎宝宝所处的特殊环境与地位，胎宝宝"听"到的声音，大部分是通过母体传来的，胎宝宝熟悉母亲说话和唱歌的声音，就像熟悉母亲的心音一样。孕妈唱歌或哼曲调比说话更能直接地表达感情，可减少初产母亲对胎宝宝的生疏感。

3. 准爸爸对胎宝宝说话、唱歌

父亲对胎宝宝说话、唱歌，虽然其声音传到胎宝宝那里不如母亲那样直接，但也会有良好的作用。

自我诊断与记录

- ☐ 我每天都给胎宝宝播放音乐
- ☐ 我时常对胎宝宝说唱
- ☐ 丈夫每天会趴在我肚子上给胎宝宝讲故事
- ☐ 我觉得胎宝太小，听不懂音乐

你微笑，胎宝也开心

 孕妈的困惑

　　最近在家安胎的韩女士发现，每当情绪低落的时候，自己的肚子似乎都会额外的"疼"一点，尤其是在和丈夫争吵过后，不仅肚子会很不舒服，腰也会很不舒服，甚至还会有全身都不舒服的感觉。而她心情舒畅的时候，宝宝的胎动就不会让她有很"痛"的感觉，反而有一种宝宝在拿小手轻轻抚摸她的错觉。

专家来诊断

韩女士在情绪低落的时候，胎动会有较为明显的痛感，而当她情绪较好的时候，就不会有很"痛"的感觉，这种胎动随着准妈妈的情绪发生变化的原因是准妈妈情绪刺激能引起自主神经系统的活动和分泌的变化，导致释放和分泌出的物质通过血液经胎盘和脐带进入胎儿体内，从而影响到胎儿。

科学放大镜

据相关资料显示，当孕妇情绪波动时，胎动次数会较平常多3倍，最多达正常的10倍，如胎儿长期不安、体力消耗过多，出生时往往会比一般婴儿体重轻一千克左右。不仅如此，如果母亲在孕期的情绪长期受到压抑，婴儿出生后往往会出现身体功能失调，特别是容易出现消化系统功能紊乱，同时也会给母体带来消极的影响。

怀孕过程中准妈妈的情绪与胎儿的发育息息相关，这是大多数准妈妈都了解的，但人有七情六欲，怎么做才能尽量保持愉悦心态，把自己微笑的感觉传递给宝宝呢？

专家来支招

怀孕过程中准妈妈的情绪与胎儿的发育息息相关，这是大多数准妈妈都了解的，但人有七情六欲，怎么做才能尽量保持愉悦心态，把自己微笑的感觉传递给宝宝呢？

1. 多想想未来宝宝的模样

在情绪不好的时候，可以静下心来去想象一下肚子里的宝宝是什么样子的？像谁多一点？希望他能够有怎样的眼睛、鼻子、眉毛、嘴唇等。这样想的时候，既可以增加宝宝在我们心里的真实感、存在感，也会在心理上去接受他、期待他，与他建立更亲密的关系。

2. 向长辈获取经验

当你有什么疑惑时，可以多和家里的长辈聊聊天。对于他们来说，已经走过了那个时期，准妈妈所经历的，他们在抚育孩子的过程中都已经经历过，无论是经验还是阅历，他们都比初为人母的孕妈懂得更多，很多在准妈妈看来比较严重的事情在他们看来也许是小菜一碟，所以多和长辈沟通，有助于缓解孕妈情绪上的不安，也会增加孕妈对宝宝的期待。

3. 缓解孤独感

有时候准妈妈难免会有孤独感。因为随着社会压力的增加，女性的社会地位逐渐提高，当怀孕离开工作岗位一段时间后，会出现和周围的人无话可说的局面，于是很多职业女性会选择越来越晚地走进婚姻、怀孕生子。准妈妈不妨多参加一些父母准备班，或者在孕妇学校学习时、去医院产检时多和同样初为人母的孕妇进行交流，拓展社交范围，缓解孕期社交范围狭小带来的孤独感。

4. 多和人沟通

孕中期的时候一定要加强和人的沟通，不能回避或者忽视自己所担忧的事情，也不能压抑自己的感情和心事。在有疑虑的时候，要把这些想法和家人、朋友、亲戚等进行沟通交流，尤其是要让准爸爸也参与进来，一起感受孕育宝宝的喜悦心情。

5. 定期产检，避免听一些不好的事件

多数人都知道孕早期比较不稳定容易出现危险，但到了孕中期，随着胎儿不断地长大，身体的负担越来越重，孕妈部分内部器官也会因为宝宝的长大而发生变化，这个时期有些孕妈会有一些妊娠的并发症出现，所以这个时候定时定期产检是十分必要的。另外，这个时期阅读的书籍、看的电视等都要尽量选择乐观向上的，少去或不去看那些容易让人情绪压抑、紧张、恐惧的内容，以免影响到宝宝的正常发育。

怀孕是件很辛苦的事情，孕妈们要积极调整自己的情绪，让自己保持愉悦的心情，因为宝宝和你呼吸与共，你开心宝宝才会开心。

自我诊断与记录

看完这篇文章，你都学到了什么方法来让自己心情愉快点呢?

☐ 想象宝宝未来的模样

☐ 和家人、朋友多交流

☐ 看些科学的孕期知识

☐ 找一些让自己开心的事情去做

☐ 其他方法（可以在下面的横线处记录出来）

_____

_____

_____

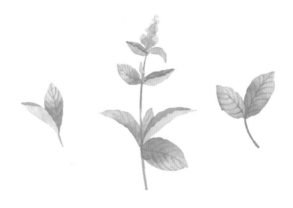

如何减少孕中期性生活的心理顾虑

 孕妈的困惑

　　自从得知怀孕后，米女士和先生就停止性生活了。每次有想要过性生活的冲动时，米女士就会很担心性生活会对胎儿产生不好的影响，而另一方面米女士的先生也很担心她的身体，毕竟是第一胎，而且他身边已当爸爸的朋友也都建议他尽量不要有性生活，所以即使到了孕中期，米女士的先生尽管有很强烈的需求，依旧会忍耐。米女士也进行了相关的咨询，但由于说法各异，使她觉得十分困惑。

专家悄悄话

　　一般来说，与怀孕初期相比，孕中期妊娠处于比较稳定的状态，胎盘也已经形成。所以这一时期孕妇是可以有适度的性生活的。

　　一方面，早孕的不适反应已经过去，此时孕妇心情比较舒畅，情绪相对稳定，在激素的作用下，孕妇此时的性欲也有所提高，所以这时候的性生活是适宜的；另一方面，只要孕妈身体状况良好，适度的性生活不仅可以保护孕妇的阴道健康，而且有助于促进夫妻感情，另外对胎儿的早期发展也有一定的好处。但是，孕中期过性生活有许多方面需要准爸妈们注意，比如频率、体位和技巧等，切不可以掉以轻心。

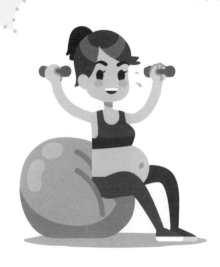

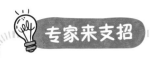

那么，应该如何减少孕中期夫妻性生活的心理顾虑呢？

首先，要缓解紧张情绪。夫妻性生活前可以多点爱抚动作，包括要温柔地抚摸孕妇的肚子。还可以在性生活之前准备一些柔软的靠垫，在采用性生活体位时靠垫会减缓不适感。另外，丈夫可以准备一些温馨有情调的东西，如灯光等，营造一种氛围，让妻子可以全情投入进去，暂时忘记紧张情绪。

其次，要掌握科学的、安全的性生活的方法。

1. 夫妻生活前后双方都要注意个人卫生，以免引发细菌感染。

2. 在夫妻生活过程中准妈妈如果有不适的感觉，比如腹部肿胀或疼痛、眩晕等感觉，都可能是动作不够温柔造成的，此时应该暂时中断、休息一会儿或者停止进行性生活。

3. 准爸妈们可以尝试和体验不压迫腹部的体位，一切要以准妈妈和胎儿的安全为主。

4. 性生活一定要适度。首先是在频率上要适度，不能像未怀孕期间一样想做就做；其次就是不能过于激烈，要照顾宝宝和孕妇的感受。特别是在性高潮时，一定要学会控制，不能用力过猛。

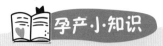

孕产·小知识

医生建议，在下列情况下，是不适宜进行性生活的。

1. 宫颈功能不全

如果以前出现过孕中期流产，且当时没有宫缩、破水、发热等其他表现，经医生检查诊断为宫颈功能不全的情况下，不能进行性生活。

2. 有习惯性流产或者先兆流产症状

如果孕妇有习惯性流产病史，或者孕期有阴道出血、腹痛的症状时，进行性生活容易引起流产。

3. 有阴道炎或较严重内科疾病

有阴道炎的孕妇频繁过性生活容易造成早产，而有严重内科疾病的孕妇需要先咨询医生是否可以在孕期有性生活，以免发生意外。

4. 有早产、早期破水等症状或历史

这一情况下进行性生活容易引起孕妇绒毛羊膜炎。

5. 男方有性器官疾病

这种情况下的性生活很可能会把细菌带入到孕妇的阴道内，引起绒毛羊膜炎，严重的可能会引发早产。在这种情况下，建议使用安全套。

自我记录

看完这些，你还有哪些疑惑？可以记录下来。

心·情加油站 11

陪伴，是最真诚的告白

孕妈的困惑

　　怀孕已经 20 周的王女士说："怀孕之后为了保持心情良好，我一直努力积极向上地生活，即使准爸爸什么都不干，我也当作没看见。可是，现在我怀孕已经 5 个月了，准爸爸依然什么都不管。至今为止，老公只在前 3 个月做过 4 次饭，产检说请不出假就陪了 1 次，买的育儿书也一本不读，每个月该做什么检查、要注意什么通通都不管，而且每周都要出去喝一次酒，每次都喝到半夜两三点。我真的好累啊！我希望他能承担一些家庭责任，我应该怎么办？"

139

专家来诊断

王女士之所以会感到累，是因为怀孕期间自己长期处在独自支撑的情境里，不光没有得到身为重要家庭成员的丈夫的关心和照顾，而且还因为丈夫的做法导致心理压力过大，情绪不稳定。

怀孕的过程是一个很艰辛的过程，每个女性在怀孕的时候，都会有情绪上的变化，准妈妈在压力比较大的时候，会希望得到家人更多的抚慰。因此，家庭成员尤其是丈夫，要体谅孕妇，并帮助孕妇解除焦虑和不安，使她平平静静而又愉快自信地度过怀孕的10个月。孕育宝宝是准爸爸和准妈妈共同的责任。

在面对一个新生命加入家庭时，很多准爸爸在自我和妻子因孕期带来的变化之间平衡得很好，处理得也几乎不着痕迹，但也有一些准爸爸会因此出现一些问题，从而影响到夫妻关系、家庭生活与工作。

其实虽然准爸爸们自己没有办法真的感同身受，但是面对妻子的艰辛，准爸爸们至少可以做到陪伴，尽量参与到怀孕的整个过程里来，切实地感受并陪伴胎儿的成长，这样才会给准妈妈的心理带来更多的安慰。

专家来支招

那么，准爸爸们要如何更好地陪伴怀孕的妻子呢?

1. 准爸爸可以多想象胎儿的发育，帮助孕妈准备胎儿用的东西

帮助准妈妈做一些她不能做或者能做的事，比如组装家具、挑选宝宝睡的小床、一起布置婴儿房间、在家里贴一些怀孕的宣传图片或者宝宝图片等。准爸爸也可以多看些与怀孕和育儿有关的图书杂志，了解一些与怀孕有关的知识和胎儿的发育状况，这可以让自己觉得"怀孕"这件事更加真实。

2. 陪伴孕妈每天多增加和宝宝互动的时间

当胎儿出现胎动后，准爸爸可以每天坚持去感受胎儿的活动，多对着妻子的大肚子说说话。但刚开始宝宝的胎动不明显也不频繁，准爸爸们不要着急，要有耐心，随着胎儿的活动越来越明显和激烈，一定会给自己带来更多的触动，而且这也是增进和孕妈感情的很好的方式，准爸爸对宝宝的关注也会让孕妈觉得自己受到关注，得到心理慰藉。

3. 尽量陪同妻子产检

每一次健康检查，大夫不仅会测量胎儿的发育程度，还会解答孕妈对宝宝发育的种种疑问。最激动人心的地方就是你不仅有机会听到胎儿的心跳，而且有机会从屏幕上看到你还未出世的宝宝在活动、翻身，这会成为初为人父的你终生难忘的经历。

4. 多和准妈妈互相沟通交流

准爸爸可以和准妈妈多聊天，在聊天的过程中既可以对自己即将扮演的父亲角色有一个感受，又可以和妻子互相探讨对育儿方面的疑问，还可以多问问自己能帮准妈妈做什么，接纳并包容她，让她知道自己不是在孤军奋战，有人倾听，有人支持，可以有更大的心理支撑。

作为男人，你很难想象怀孕的女人要承受什么样的身体困扰。很多时候，准妈妈们都需要表达她们的抱怨。不要忽视她诉说的种种不舒服，怀孕过程虽然在生理上是女人的事，但怀孕这件事可不是一个人的事，准爸爸要多多陪伴准妈妈，用行动让她明白无论她变成什么样子，你都是爱她的。都说陪伴是最长情的告白，其实，陪伴也是最真诚的告白。

自我记录

准爸爸们有什么想对准妈妈们说的？请记录下来。

_____

_____

_____

_____

_____

孕晚期

顺利度过舒适的孕中期后，孕妈的肚子会变得越来越高挺，显得孕味十足。再过两三个月孕妈就能迎来可爱的宝宝啦！想想都觉着很幸福！可是由于宝宝一天天地长大，孕妈的孕期不适感也会接踵而来，那么，在孕晚期，孕妈该注意哪些方面呢？

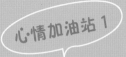

心·情加油站 1

我想睡个好觉

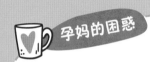

孕妈的困惑

　　到了孕晚期，很多孕妈会发现自己经常难以入眠，或者在睡着的时候会突然抽筋导致惊醒，又或者早上起来会萎靡不振。

专家来诊断

随着宝宝的日渐发育，孕妈的身体重心会发生变化，使得多年来养成的最佳睡眠姿势和习惯变得不再舒适。孕妈常常在床上辗转反侧，想寻找一个最舒适的姿势，可却总是感觉不舒服。

侧卧而眠无疑是最佳的睡眠姿势，可是如果你原来一直习惯仰卧或趴着睡的话，侧睡就会令你在短期内难以适应。此外，以下这些身体上的原因也会导致孕妈难以入眠。

1. 腹部变形和体重增加，使得你腰酸背疼、翻身吃力、容易苏醒。

2. 尿多，导致起夜频繁。

3. 心跳增加。

4. 呼吸短促。

5. 恶心、便秘。

还有一些其他的因素会影响孕妈的睡眠。例如，心理压力大会导致睡觉多梦，甚至做噩梦。如果孕妇信心不足，担心不能顺利生产、宝宝不健康及宝宝出生后难以抚养等，由此产生很大的心理压力也会影响睡眠。

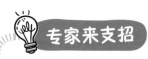

专家来支招

如果出现了以上情况，孕妈该怎么办呢？

1. 调节好生物钟，睡觉和起床的时间尽量有规律，睡前不要做剧烈运动。可以做一些比较能让人放松的事情，如洗15分钟的热水澡、喝加蜂蜜的牛奶等。临睡前不要胡思乱想，心情一定要放轻松，可以听听美妙的音乐或者听书看看小说等，帮助产生困意。

2. 尽量不要喝一些含有咖啡因的饮料，如咖啡、茶等，即使要喝，也尽量在早上或者下午的较早时间喝。在睡眠前几小时内，尽量不要吃喝，不过前提是白天已经吸收了足够的营养。有些孕妇发现，早餐和午餐多吃，晚餐少吃，能够帮助睡眠。如果你睡眠时有饥饿感导致不能入眠，那么你可能需要吃少量饼干。

3. 医学专家建议，孕妇最佳的睡眠姿势为侧卧，双腿蜷曲。这样可以避免压迫下腔静脉（它担负着把子宫以下所有部位的静脉血液输送回心脏、重新补充养分的重要任务），保证血液循环畅通。但也不用过度恐慌，如果在平躺时出现仰卧位低血压，你的身体会给你发出信号。

4. 如果你的担心与恐惧使你自己焦躁得无法入眠，那么你可以考虑一下参加一些孕妇课程。更多的知识与同伴，都能够帮助你减轻压力。

其实无论孕妈睡前如何准备，都会有失眠的时候，怎么睡都睡不着，如果是这样，你可以干脆起床做点事情，读读书、听听音乐、看看电视、写写信或电子邮件什么的，但不要做令你兴奋的事。这样一段时间过后，你就会因劳累而自然入睡了。

白天如果困了，就睡个短觉，每次半个小时到 1 个小时，一方面弥补晚上缺失的觉，同时也为产后做准备。因为生小孩后夜间醒来的次数会更多，在孕期先培养一下白天睡觉的习惯，能更好地适应产后新的作息规律。

自我诊断与记录

影响睡眠的因素，看看你占了几条！

- ☐ 睡前胡思乱想
- ☐ 作息混乱
- ☐ 睡前剧烈运动
- ☐ 睡前喝含咖啡因的饮料
- ☐ 担心宝宝长得不好
- ☐ 情绪激动焦躁

疯狂的妊娠纹

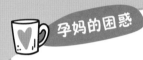

孕妈的困惑

　　佳心是位爱美、开朗的准妈妈，怀孕后，她依然每天精心打扮自己。她常说："我要做最美的孕妇。"到了孕 30 周的时候，她除了肚子长大了之外，其他地方都没长肉，这让佳心非常开心。

　　有一天晚上，佳心突然觉得肚子好痒，掀开衣服一看，天哪，肚子上面居然长了好多妊娠纹，紫红色，一条条的，如刀刻一般。

　　其实，佳心早就查了资料，知道怀孕后有可能会长妊娠纹、会痒，但是当她自己亲眼看到这些丑丑的蚯蚓一般爬在自己肚子上的妊娠纹，想到这些妊娠纹最后也只是会变浅、变淡，但是却会永远留在自己的肚子上，想到当老公看到这些丑丑的小蚯蚓会不会不愿意再看她，不愿意跟她亲密了，她又震惊又害怕，想哭，没法接受，绝望极了，佳心也因此没继续入睡了。

　　过后的几天，佳心会时不时地问老公："我肚子变成这样，你还爱我吗？你会一直都爱我吗？"

专家来诊断

很多准妈妈都和佳心一样，看到自己肚子上的妊娠纹，会觉得实在是太丑了，没法接受，怕老公会因为自己肚子上的纹路而不爱自己，于是到处查资料、想办法、买各种化妆品，想消除妊娠纹。一旦得知妊娠纹无法消除，就会非常不甘心、失望、伤心，甚至绝望。

爱美是女人的天性。外在美常会带给女性自信和安全感。而随着网络媒体上丈夫在妻子怀孕期间出轨的新闻越来越多，加之身边的朋友也有出现这种情况的，这令很多准妈妈担心怀孕后自己不能满足丈夫，自己变丑了，丈夫就会不爱自己了，导致准妈妈的心理安全感严重缺乏。

著名社会心理学家亚伯拉罕·马斯洛指出：心理的安全感指的是一种从恐惧和焦虑中脱离出来的信心、安全和自由的感觉，特别是满足一个人现在（和将来）各种需要的感觉。安全感是决定心理健康的标准。

缺乏安全感是一种放大心理，它会把自己的负担放大，把后果的痛苦放大，对"失去"看得格外沉重。对于一个缺乏安全感的人来说，外界环境中的任何一个影响，每一个作用于有机体的刺激物，都或多或少的更易于以一种不安全的方式，而不是以一种具有安全感的方式来被解释。

实际上，安全感应该是自己给自己的，真正的安全感只可能来自于一个地方，那就是你的内心。只有你自己才具有是否要让不安全感继续的决定权。

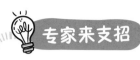

心情好，孕才好　超级孕妈"微话题"：

专家来支招

那么，孕妈又该如何应对呢？

准妈妈可以提前了解妊娠纹产生及妊娠纹痒的原因，合理饮食、均衡营养，控制体重，做好皮肤保养，以预防妊娠纹的产生。准妈妈还应多跟老公沟通，让老公也了解女人生孩子的不易，每一条妊娠纹都代表着老婆孕期的辛苦与难处。

如果有了妊娠纹，准妈妈要努力调整好自己的心情，接纳自己。可以把妊娠纹看成枝繁叶茂的树木、海底美丽的珊瑚、一条条通向幸福的小路，是宝宝送给妈妈的特别的小礼物。

自我诊断与记录

☐ 工作压力大　　　　　　　☐ 经常情绪不好

☐ 经常担心会长妊娠纹　　　☐ 害怕失去

☐ 经常担心丈夫会不爱自己　☐ 经常担心其他人不喜欢自己

买买买——冲动的孕妈

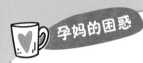

孕妈的困惑

谢明明是个怀孕 38 周多的准妈妈，身上虽没长什么肉，但是肚子却特别大，好多人都以为她怀的是双胞胎。

肚子大的坏处之一，就是现在每天早上醒来腰都会很疼。谢明明必须趴在孕妇专用球上，才能缓解一下腰疼。按理说，她这么累，是需要好好休息的，可奇怪的是，平时极少自己做家务的谢明明突然变得特别勤快，连她自己都快被自己的勤劳感动了。扫地、拖地、收拾屋子，满脑子都在想怎样把家里打扮得更温馨、更漂亮，买家里需要或是不怎么需要的各种物品，不断地完善、添加给宝宝准备的东西！争分夺秒地想要抢在宝宝出世之前给宝宝一个漂亮的家。现在，她老公每次回家都会先做好心理准备，因为指不定老婆今天又买了什么，又把家里折腾成什么样。

专家来诊断

谢明明的这种情况，在好多准妈妈身上都发生过。

大量囤货，喜欢逛宝宝用品店，不断在种草与拔草之间徘徊，购买的宝宝用品足够用几年。在准妈妈眼中，家中没有一处干净整洁，要不停地洗洗洗、擦擦擦，才会让自己心安，大着肚子扫地、擦地、收拾、整理、洗洗涮涮、修修补补，即使自己已经忙得团团转却总觉得还有许多事没干……想要给未出世的宝宝营造出一个最温馨的居住环境，不惜把原本的屋子大动干戈改造成充满童趣的婴儿房。这些都是典型的准妈妈筑巢行为。

科学放大镜

据统计，有22%的妈妈会从发现自己怀孕的那一刻起就开始有了"筑巢"想法或行为，还有52%的妈妈是从产前3个月时开始的，只有26%的妈妈完全没有这种感觉。

筑巢是妈妈的一种本能，"筑巢"的冲动毫无规律可言，随时都可能发生。怀孕后体内催产素和黄体酮的含量会增加至孕前的100倍，因此也许这就能解释"筑巢"行为的发生。

高达52%的人都是在临产前才开始有所行动，可能也跟怀孕 36 周左右黄体酮含量的突然升高有关。除此之外，还有很多准妈妈是在做第二次 B 超后（24 周左右）才开始"筑巢"的，也许这时妈妈们确认未出世的宝宝平平安安，才放心地付诸行动。

专家来支招

那么，遇到这种情况时，孕妈该如何处理呢？

1. 准妈妈应注意不要因为过度的劳累，损害自己的身体，如果实在有使不完的劲儿就多洗几次宝宝的衣服吧，一方面可以去除衣服上的化学物质，还可以让新衣服变柔软些。宝宝的皮肤娇嫩，要选择不易过敏、不含或少含化学成分的洗衣粉和柔顺剂。

2. 为了防止购买冲动，可以在购买前列个清单，尽量挑选正规的、可以自由退换货的商店购买合格的产品，保证安全，也可以在后悔的时候，将不需要的物品退给商家。

3. 提早学习使用育儿新设备，比如吸奶器、消毒锅、汽车上的宝宝安全座椅等。

4. 培养自己的兴趣，看看育儿杂志、书籍，了解与之相关的各种知识、听听音乐等。

心情好，
孕才好

超级孕妈"微话题"：

自我诊断与记录

☐ 经常兴奋 ☐ 经常情绪不好

☐ 经常焦虑 ☐ 经常大量购买有用／无用的物品

心·情加油站 4

婆婆要来照顾月子

孕妈的困惑

　　林宁是一位怀孕 37 周的准妈妈，她这几天特别苦闷，整天愁眉苦脸。"唉，别人家都是发愁是让亲妈还是让婆婆来照顾月子，我这儿发愁的是怎么才能让婆婆别来。我到底该怎么办呀？"

　　原来，林宁和老公都是外地人，大学毕业后留在北京工作，贷款买了套小两居的二手房，虽然房子不大，但是总算在北京也有了个真正的家。

　　早在怀孕之前，有经验的同事和朋友就告诉林宁，坐月子最好是让自家妈妈来照顾，不然就请个月嫂，千万别让婆婆照顾月子！她们每个人说起婆婆来照顾月子，都是一部惨不忍睹的血泪史。坐月子是件大事，孕妇产后容易抑郁，如果营养跟不上、婆媳不和，会对产妇造成很大的伤害，有时候还会影响到小宝宝。短短 1 个月的时间，若还要耐心地去和婆婆磨合，那简直是不可能的。

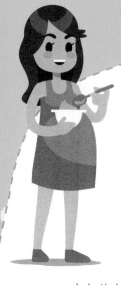

　　林宁父母都已去世，每年春节她会和老公一起去住在农村的公婆家过年，因为生活习惯的不同，和婆婆之间有过一些不愉快，不过，毕竟春节在公婆家的时间短，她也就都忍了，没有和婆婆发生过什么大的冲突。

　　去年林宁怀孕，她跟老公商量好，生完孩子后请月嫂帮忙照顾月子，不用婆婆来帮忙。她不想跟婆婆住在一起，老公也同意了，婆婆也没有反对。可是，前几天，婆婆忽然打来电话，非要到北京来照顾月子，说要是不来照顾，会被村子里的人笑话死，而且火车票都已经买好了。林宁接到电话的第二天早上，门铃响了，婆婆拎着大包小包到了。

　　一想到往后几个月都要跟婆婆在一起，林宁的心情糟透了，郁闷到了极点，什么都不想干，本来因为肚子大，晚上睡眠就不太好，现在更是无法安然入睡了。

专家悄悄话

　　孕晚期的准妈妈会有各种各样的担忧和困扰，既希望有更多的亲友帮忙，又希望有"三口之家"相处的宁静。不希望新生儿将亲友们的关注统统分走，担心婆婆的教养方式会对对宝宝不好，担心婆媳矛盾加剧……

　　忧虑、紧张、矛盾的心态主宰了宝宝出生前的最后这一段时间。

　　许多准妈妈在孕期都会有这样那样的焦虑情绪，对于林宁来说，她的焦虑是一种现实性的焦虑，所表现的是对现实潜在挑战或威胁的一种情绪反应，而且这种情绪反应是与现实威胁的事实同时出现的，婆婆要来照顾月子，可能会引发婆媳、夫妻等矛盾，是一个人在面临其不能控制的事件或情景时的一般反应。特点是焦虑的强度与现实的威胁的程度相一致，并随现实威胁的消失而消失。

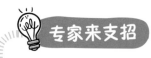

专家来支招

那么，如果孕妈遇到了同样的问题该如何应对呢？

准妈妈无论在什么时候、什么情况下，都要记得跟老公沟通，争取老公在各方面的支持。要仔细想想，自己不想让婆婆来照顾月子的原因到底是什么，要和老公商量，找出最佳的应对方法。若实在无法拒绝婆婆来照顾月子的话，如果家里的经济条件允许，可以同时再请个月嫂，提前做好育儿分工，将家庭矛盾扼杀在萌芽状态。婆婆看娃、月嫂照顾月子，这种搭配是最省心的。妈妈和婆婆都要来照顾月子的话，也同样可以给她们做好育儿分工，尽量避免矛盾的发生。合理分工，列清单，是避免发生矛盾的法宝之一。

以林宁为例，她其实最担心的是怕发生婆媳矛盾和不赞同婆婆的教养方式，她通过和老公沟通，决定由月嫂照顾她坐月子，由婆婆照顾宝宝。她给婆婆列了个育儿注意事项，让老公提前跟婆婆去沟通。实际的结果是一举两得，不但避免了婆婆可能会犯的一些错误，同时也让老公参与到了育儿的过程中。在这里准妈妈要注意跟老公的沟通方式，千万不要用命令的口吻，不要对老公说"你妈怎么这样"。

另一个准妈妈小桃，她担忧的是公婆要一起来照顾月子。她觉得有公公在会特别不方便，于是便在自己家附近租了个小房间，给公婆居住。虽然多花了点钱，但是让她能顺利度过产前、产后这段最艰难的日子。

自我诊断与记录

- [ ] 看不惯婆婆的各种行为
- [ ] 经常焦虑
- [ ] 有时处理不好夫妻关系
- [ ] 经常害怕婆婆／妈妈会来照顾月子

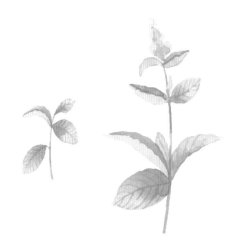

婆婆想抱孙子，我好烦

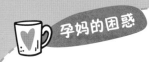

孕妈的困惑

　　怀孕 38 周的张小曼流着泪说："我跟老公结婚后，婆婆一直对我挺好的，在她得知我怀孕以后，也一直都在说生男生女都一样，男孩女孩都是宝。可是从我 5 个多月肚子开始显怀后，婆婆就会时不时地看看我的肚子，一边看还一边说，肚子尖尖的，肯定是男孩。当时我也没太在意，觉得婆婆也就是说说而已。可是前几天和婆婆、老公一起去逛街，我看中一套粉色的宝宝外套，婆婆让我不要买，说那是女孩子穿的。我说自己怀的也有可能是女孩，可婆婆听后马上一脸不开心地走开了，态度变化快得让我连反应的时间都没有。老公看到后，马上安慰我说他喜欢

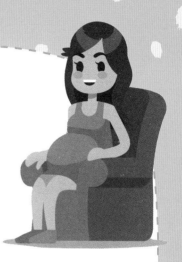

女孩，但是，我却真的没心情再逛了。今天，我跟老公聊天，提到同事说看我怀的像是个女孩，婆婆马上紧张地问谁说的，又说老家谁家抱了个大孙子，真是好命，我们老王家什么都不缺，就是缺个孙子……"

　　"经过这几件事情，我真的觉得压力好大，生男生女又不是由我决定的，我觉得婆婆明明就是想要抱孙子，之前还说生男生女都一样。但是，虽然我明白，不管婆婆怎么想，男孩、女孩我都爱，可这几天还是心情低落，莫名地感到焦虑。"

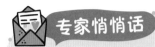

专家悄悄话

不只是张小曼，几乎所有的准妈妈、准爸爸在宝宝出生之前，无论思想开明与否，都会不自觉地去考虑生男生女的问题。

科学放大镜

女性怀孕后，身体的内分泌系统会发生巨大的变化，孕期身体的变化也会带来众多的心理变化，种种因素都可能会使准妈妈的心理处于不稳定的状态。虽然现在大多数人对生男生女都能正确看待，但在人的潜意识里仍有某种对胎儿性别的好恶，家人也会对生男生女比较在意。因为不知胎儿性别，心中难免不安，常会使准妈妈们处于应激状态之中，容易感到焦虑，严重者甚至可能会出现情绪不稳、冲动、行为异常。

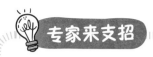

那么，如果孕妈遇到这种情况怎么办呢？

在孕晚期，女性的心思会越发变得敏感细腻，丈夫与公婆在生男生女上的倾向性会被她看在眼里，如果对方将自己的真实想法遮遮掩掩，反而会激起准妈妈的猜度、惶恐和不安。因此，为准妈妈减压的办法是大家把生男生女的期待敞开来说，然后，准爸爸与准妈妈应一起罗列出生男孩与生女孩后父母所要担当的不同责任，罗列出教子和教女所要耗费的精力，从而对分娩的结果慢慢培植出一种理性、客观的态度，减少不同的生育结果带来的"特别欣喜"以及"特别失望"的心理落差。

孕妈应经常和老公聊天、谈心，让老公看到许多人生了女孩（非期待的性别）也很幸福，潜移默化地改变老公的想法。并且，不要对改变公婆等长辈的想法抱有太大的希望，准妈妈可以去争取老公的支持，让老公和自己站一边，由准爸爸去开导长辈们。

准妈妈要明白，孕期焦虑是孕妇常见的一种心理障碍，如果无法自行排解，应到专门的心理机构或医疗单位接受心理指导。

自我诊断与记录

☐ 工作压力大　　☐ 经常情绪不好
☐ 经常害怕孩子的性别不是家人所期待的

恐惧分娩怎么办

孕妈的困惑

　　"十月怀胎，一朝分娩。"经历了 10 个月的辛苦，终于快生了。可越临近生产，越感到内心忐忑、恐惧、紧张。白天，难以集中精神；晚上，噩梦不断。还出现了腰酸背痛、胸闷气短等身体不适。想起朋友们说的或尴尬难堪、或险象环生、或恐怖血腥的分娩场景，不禁想——还是剖宫产吧！

专家来诊断

如果在你身上出现了噩梦、躯体不适症状，在工作生活中难以集中精力，有剖宫产诉求的表现，那么你有可能是因为出现了分娩恐惧。

分娩恐惧是女性孕产期常见的心理问题。1982年德国学者 Ringler 等将"分娩恐惧"描述为女性孕中期和产前出现的因惧怕面对分娩、母体或胎儿受到伤害、分娩阵痛、分娩带来的不良影响和心灵创伤、分娩过程中出现并发症、分娩过程中失去控制、无力感、分娩过程中的未知因素而导致的孕产妇心身障碍和分娩应对困难。

专家来支招

恐惧分娩，尤其害怕自然分娩，我们该怎么办呢？根据你恐惧的原因可采取不同的应对方式。

1. 如果你是害怕疼痛，你可以给自己鼓劲，想好方法来应对。

害怕疼痛也是孕产妇普遍存在的心理，认识到自己对疼痛的恐惧，是面对它的第一步。分娩是大自然赋予女性的天然能力，是每一个健康的育龄女性完全能够承受得住的。疼是疼不死人的，相信自己的能力，相信自己可以撑过去。而且，害怕疼痛，只会加重分娩的难度，使产程延长。不如鼓起勇气，去面对它。设想疼痛剧烈的时候，除了医疗手段之外，怎么缓解疼痛？不妨在生产前，就做好打算。可以采取转移注意力的方法。宫缩痛是有时间间隔的，可以在疼痛的时候，边数数，边鼓励自己。例如：一边数数一边想着，每次只疼十个数（这个十是概数，视不同产妇情况而不同）。还可以在疼痛的时候，背诵一些你熟悉的文章、诗篇、古籍等。有的孕妇在产房里背诵《心经》或简单、反复地祈祷，以给自己添加一份踏实和镇定。也可以想象着宝宝可爱的模样，鼓励自己为了宝宝的健康再加把劲。找到适合自己的应对方法，就能够缓解疼痛。

2. 如果是害怕生产过程出意外，你可以学习分娩知识，了解分娩过程。

恐惧来源于无知。有了知识武装自己，自然就能从容迎战。可以上一些产前课程，读一些介绍分娩知识的书籍、杂志，恐惧、紧张的幻想就会被科学客观的知识所代替。少了很多胡思乱想，自然晚上的噩梦也会相应地减少。这时最好不要去和已经生产的姐妹取经，不要听她们各自惊险的生产历程，容易被吓到，还是自己闷头学习、静心思考最有效。

3. 如果你是害怕自己孤单面对，可以借助准爸爸的力量，也可以了解一下医院的产时服务模式。

国内有极少数医院可以允许准爸爸进入产房，有准爸爸在场，自然能给准妈妈无穷的信心和力量。而在条件不允许的情况下，准爸爸可以在准妈妈进入产房前，在待产室里多多陪伴她。跟她说说话、鼓鼓劲，给她按摩、抚慰，都可以缓解孕妈的恐惧和紧张。此外，了解医院的产时服务模式也是很关键的。了解生产中是否有医护人员陪产，常规医疗干预措施有哪些，能帮助你应对分娩这一人生中的大事。

实际上，孕产期出现轻度的恐惧是正常现象。轻度的恐惧对孕产妇的顺利分娩是有好处的，能让孕产妇更早地认识到自己的问题，及时进行调整。而严重的分娩恐惧可导致难产、产程延长、紧急剖宫产和选择剖宫产的增加。此外，消极的分娩经历对女性的影响可持续数年，甚至影响家庭关系、亲子关系。

各位准妈妈，为了生出健康的宝宝，为了幸福的生活，请正视你的恐惧，战胜它并不难！因为你具有的天职，是这世上最伟大、最坚强的母亲群体中的一员。

自我诊断与记录

1. 你是否有分娩恐惧？如果按 0～10 等级评分（0 分是完全没有恐惧；10 分是非常恐惧，要选择剖宫产），你感觉自己的分娩恐惧值是多少？ _____

2. 你是因为什么原因感到恐惧？
   ■ 怕疼　　　　■ 怕意外　　　　■ 怕孤单

3. 从本篇文章，你学会了哪些可以缓解分娩恐惧的方法呢？
   _____

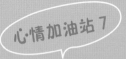

沉住气，等宝来

孕妈的困惑

　　预产期到了，可宝宝迟迟没有动静，这是怎么回事？调皮的宝宝似乎在和爸爸妈妈躲猫猫。可宝爸宝妈心里很是焦急，宝宝怎么还不出来？不会有什么问题吧？

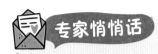

专家悄悄话

　　到了预产期，还没有出现分娩信号，确实会让很多准妈妈们产生着急、担心、紧张的情绪。这些情绪是大多数孕妇在这个时期会产生的正常的心理。由于持续的时间短，一般随着宝宝的降生，造成负面情绪的现实刺激解除，情绪自然会得到缓解。

　　在预产期前三周、后两周分娩，都属正常。在进行胎心监测、羊水量及胎盘成熟度检查后，一切正常的情况下，宝爸、宝妈们不要担心，沉住气，静等宝来。瓜熟，自然蒂落。没有出现分娩征兆，不一定是危险的信号，也许是时机还未成熟。

专家来支招

而这几天，宝爸、宝妈们要怎么调节自己焦急的心情呢？

1. 做好产前准备

抓住最后几天，为宝宝的降生做好物质和精神的双重准备。比如，再次检查待产包，看看有没有什么遗漏，并把用品放在方便拿取的地方，以备有分娩征兆时，快速地入院。同时，准爸爸、准妈妈们，要及时进入角色，告诉自己"我就要当爸爸，当妈妈了"。怎么当爸爸，怎么做妈妈，不妨静下心来看一些育儿书籍，从新生儿的护理到幼儿的抚养都是一门学问，都需要准爸准妈们多做知识储备。

2. 时不时和肚子中的胎儿说说话

可以一边抚摸着肚子，一边温柔地和宝宝说："宝宝，我们就要见面了，你有没有做好来到这个世界的准备？爸爸妈妈期待着和你的第一次会面。"胎儿是可以听到你的声音的，在你温柔的安抚下，胎儿也会感到安全和愉悦。

3. 加强运动

直立运动能促使胎儿入盆，同时还能锻炼盆底肌肉，增加产力。不过，出去运动的时候需要找个"保镖"，以防突然有"紧急情况"。

散步是孕晚期最适宜的运动方式。散步可以帮助胎儿下降入盆，松弛骨盆韧带，为分娩做准备。散步时应边走动，边和宝宝交谈，可以把看到的形形色色的行人，欣赏到的优美宜人的景色，都讲给宝宝听。和他／她一起聆听小鸟的欢唱，蟋蟀的喧哗，呼吸新鲜的空气。

有条件的孕妇，可以进行产前体操，这在国外非常流行。体操不但可以促使胎头入盆，而且可以增加骨盆底肌肉的韧性和弹性。但要有专业人士的指导、示范和陪同，以保障安全。

还有一种非常方便的运动方式，就是坐瑜伽球。瑜伽球可以锻炼腹部和背部力量，减少盆底压力，还能帮助胎儿入盆。另外，呼吸、冥想、正念练习，都有助于自然临产。

4. 了解预产期延后的相关知识

了解这些知识后，可以判定胎儿是否正常，也就可以放下心来，静等宝宝的降生。同时，如果预产期已延后一周，就要及时入院，听从医生安排，并做好接受催产的准备。

十月怀胎，就差最后的几天。准爸准妈们，切不可自乱阵脚，过度焦急、紧张、担心。沉着冷静，等待宝宝的降生吧！

自我诊断与记录

你的预产期延后了几天？你感觉如何？

看完这篇文章，你都学到了什么方法来应对预产期延后的情况？

- [ ] 为宝宝降生做准备
- [ ] 了解预产期延后的相关知识
- [ ] 和腹中胎儿说话
- [ ] 加强运动

坚定信念是顺产的心理基础

孕妈的困惑

　　临近预产期，准妈妈想得最多的问题，也许就是："我是顺还是剖呢？"顺产对母亲和胎儿都有诸多的好处，周围的人也都祝福并希望你能顺产成功。可再看看身边的姐妹们，顺产成功的，会骄傲、自豪地向你诉说顺产经历；而没成功的、顺转剖的，会懊恼、沮丧地对你说："早知道，当初不如直接剖了。"听到这样的说法，准妈妈们难免会担心、紧张、纠结，反复思考自己该怎么办。

专家来诊断

在重大的、选择上有一定风险的问题上，人们常会反复思考，出现纠结、担心、紧张的情绪，这在我们的日常生活中，每个人都会感受到。以往的经验告诉我们，随着最后决定期限的临近，随着对自身的不断了解以及对形势的权衡，我们终会做出最适合自己的决定。在生育问题上也是一样，是顺还是剖，随着预产期的临近，对自己的身体条件及胎儿发育情况的了解，这个问题也就不会再困扰准妈妈们。

如果你总是聚焦于姐妹们所说的顺转剖的痛苦，那么顺的希望真的就渺茫了。多听听顺产成功的姐妹们的说法吧！"能不能顺产，主要在于信念，坚定信念，就有成功的希望！""我生产的时候，一心想着给宝宝一个好的人生起点。""宝宝大小合适，我骨盆条件可以，当然要顺！""可以顺产就要顺产，不到万不得已绝不剖宫产。"这些准妈妈们说的话，是不是也让你增强了信心呢？

"不战而屈人之兵"，这靠的是心理战术。分娩也是准妈妈必打的一场战争，心理战术在分娩时影响很大。面对未知，所有人都会害怕。准妈妈在心理上有"我一定能行"的决心，这种决心就可以在生产时为准妈妈和宝宝保驾护航，顺利生产就有可能成为现实。

可以说，坚定信念是顺产的心理基础。孕妈该如何做好顺产的心理准备呢？

专家来支招

1. 要及时和妇产科医生沟通生产方案

在生产前，妇产科医生会对胎儿的大小和产妇的骨盆情况进行评估，如果医生说你可以尝试顺产，那可以说是给你打了一剂强心针，就更要坚定信念了。

2. 多阅读一些妇产科方面的书籍，了解顺产的过程和应对方法

不要去看一些夸大生产疼痛的、血腥的视频和电视剧，这些都会引起准妈妈对生产的恐惧。在生产时要保持稳定的心情，一旦宫缩开始，积极配合医生，相信在医生和助产护士的帮助下自己会安全、顺利地度过分娩，迎接宝宝的来临。

3. 拒绝了解过多的产房负能量

比如网络上有很多谣言，认为顺产之后会造成阴道松弛等。其实这是不科学的论调，准妈妈若是相信，必然会给自己的自然分娩带来更多的负能量。

4. 祈愿自己能顺产成功，进行积极的自我暗示

在心理学上，自我暗示是指通过主观想象某种特殊的人与事物的存在来进行自我刺激，达到改变行为和主观经验的目的。祈愿自己顺产成功，想象自己顺产时的情况，及顺产后宝宝的样子、自身愉悦的感受。在这种积极的自我暗示之下，也许你能得偿所愿、心想事成。请相信心理暗示的不可抗拒和不可思议的巨大力量。

即使，最终由于一些特殊情况没能顺产成功，顺转剖也不是一件倒霉的事。顺转剖使胎儿经过准妈妈宫口压挤，肺里面的羊水会排得比较干净，呼吸系统也会较直接剖宫产的宝宝好。而且，顺转剖的产妇比直接剖宫产的产妇更容易下奶，更容易恢复。作为母亲，为自己和宝贝的身体健康，做出应有的努力，这又何尝不是一件好事呢？

自我诊断与记录

对用何种方式分娩这个问题，你有怎样的看法？

你对自己能顺产有信心吗？如果按0～10等级评分（0分是毫无信心；10分是非常有信心），你感觉自己的信心值是多少？

看了这篇文章，你的信心值是否有所增加？增加了多少？

你对你目前的信心值满意吗？你觉得还需要哪些帮助，可以使你的信心值增加到你满意的程度？

要见面了，和宝贝来个自我介绍

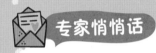

专家悄悄话

　　怀孕是个奇妙的人生旅程，不同时期的美好体验不尽相同。准妈妈在这 40 周的时光内，不仅将体会到体态、容貌的外在变化，还将体验到情绪上的微妙波动。怀孕同时又是女性重新认识自我的过程，它让女性能觉察到自己不同以往的一面，听到不曾有过的心跳，体会到难以忘怀的情绪。那么，你会如何向腹中的宝宝介绍这个不同的自己呢？

　　想要认识这个时期的自己，准妈妈不妨随我们一起进入自我觉察的篇章。

1. 感受外在自我

观察镜中的自己，胸部膨胀、小腹高高隆起的你精神状态如何？面色如何？观察自己的模样，鼻子的形状、嘴部的曲线、眼睛的大小等。新生命即将孕育而出，你期待宝贝哪些部分长得像你，哪些部分长得像爸爸呢？感受自己变得柔和的面庞，感受微笑时可爱的眼睛，感受你的美丽和温柔。

2. 感受内在自我

觉察下自己的兴趣是什么，从什么时候开始，持续了多长时间？尝试过探索吗，和谁一起？觉察下自己哪些方面能力最强，哪些事情做起来得心应手，哪些事情得到过他人的夸奖？你的性格是怎样的，心情是否容易波动，反应速度快吗？情感强烈吗？你的性格如何？喜欢独处还是热闹？经常自己做出决定还是听从别人的意见？容易陷入沉思吗？会感到害羞吗？你自信吗？

芬兰赫尔辛基大学心理学研究所公布的一份研究报告显示，母亲孕期压力大不仅有碍胎儿发育，而且对孩子的性格有不利影响。也有资料显示，母亲的气质和家庭教育环境可能影响到宝宝的情绪发展，母亲的性格可能决定孩子性格的养成。亲爱的准妈妈，觉察下自己气质、性格、能力方面的优势和劣势，在行为中扬长避短，对于今后生育及养育是莫大的智慧。

感受夫妻间的爱。宝宝的到来也许是准爸妈精心备孕的期待，也许是不知不觉的惊喜，无论怎样，宝宝的生命因爱而诞生，因爱而成长。准妈妈不妨时常追忆下和准爸爸坠入爱河的情景，觉察准爸爸的过人之处，让幸福凝固时光。

怀孕会让一位女性乃至一个家庭得以成长，马上进入新角色是准爸妈的当务之急。同时，保证健康饮食、保持良好情绪、适量运动、按需就医也是孕晚期准妈妈的日常课程。没有完美的母亲，只有智慧的母亲，准妈妈在提升自我认知的基础上与准爸爸优势互补，一定能打造出一个无与伦比的和谐家庭。

自我诊断与记录

在本文中你学到了哪些觉察方法？

☐ 外在觉察　　　☐ 内在觉察　　　☐ 夫妻间爱的觉察

对话未来的你
——想对宝宝说些话

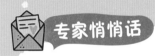 专家悄悄话

　　一位超长待机、全新系统的新成员即将问世，准爸妈的家将被他／她的物品霸占，准外公、外婆、祖父、祖母也将被他／她俘获芳心。宝贝，这个他／她就是你。

　　宝宝即将出生，准爸妈一边兴奋、一边忐忑，见到宝宝之后，该跟宝宝说些什么呢？现在就请你放下手中的一切，想象宝宝呱呱坠地时的感受，你看到宝宝睁开双眼盯着你和这个世界，你会对他／她说些什么呢？

1. 你是我的宝贝，我是你的妈妈

宝贝，妈妈等了你好久！在这几个月来，妈妈无数次想象你的模样，每天隔着肚皮摸着你的小脚丫、小屁股，你在扭动着和妈妈对话，你每次表达自己的情感妈妈都会感受到。欢迎你来到这个崭新的世界！

2. 每天给你讲故事的是爸爸

宝贝，爸爸从得知有了你的那天起就每天和你对话，给你讲《窗边的小豆豆》。宝贝，你喜欢爸爸低沉磁性的声音吗？爸爸很爱你，伸出手来握紧爸爸的手指吧。

3. 制作相册、手帖的是爸爸和妈妈

宝贝，还记得我们一起散步的日子吗？爸爸拿着相机为我们拍照，爸爸很兴奋，妈妈很安静。宝贝，爸爸妈妈会继续制作相册和手帖来记录你的成长。

4. 面对各种孕期不适，妈妈很坚强

宝贝，妈妈为了迎接你，打满鸡血。妈妈从弱不禁风的小女孩到随便抽几管血都不紧张的女汉子，全部都是为了今天见到你。看到你，妈妈觉得受怎样的委屈都值得。

5. 我来照顾你

宝贝，饿了吗？妈妈从孕早期开始学习母乳喂养，这下可派上了用场。宝贝，尿了吗？爸爸在孕早期参加过育儿学校，换尿布排名第一呢，让他帮助你吧。

6. 孕早期的准爸妈可想象宝宝来临后的场景，逐条列出想对宝宝说的话并不断补充

这样做可促进准爸妈认知水平的提升，接纳自己的新身份，以积极的态度对待孕期生活。做足心理准备，再迎接孕中期和孕晚期的挑战。

自我诊断与记录

亲爱的准妈妈，读了这篇文章，你会跟宝宝聊些什么呢？

- 自我介绍
- 让爸爸讲故事
- 去产检的故事
- 妈妈很坚强
- 爸爸妈妈的爱

天使

到人间

产后我为什么总想哭

 新手妈妈的困惑

很多新手妈妈会说："生完孩子，为什么我总想哭呢？觉得自己比以前脆弱了好多，一点小事就要眼泪涟涟。即使生活中鸡毛蒜皮的小事，都能引起我强烈的内心冲突，让我感到痛苦、悲伤。"

专家来诊断

如果你的心理体验和现实处境没有太大关系，而生活中那些在别人眼里看来不值得为它操心的小事，却能激起你强烈的情绪体验，并且这种情绪持续时间较长（一般我们以 3 个月为一个考量标准），还影响到了你的工作、生活及人际交往的话，那你很有可能患上了产后抑郁症。

导致产后抑郁症的诱因可能是多方面的。

1. 身体因素影响新手妈妈的情绪

在妊娠分娩的过程中，体内内分泌环境发生了很大变化，尤其是产后 24 小时内，体内激素水平的急剧变化是产后抑郁情绪发生的生物学基础。再有，产后，新手妈妈的躯体能力、活力还没有完全恢复，有部分的功能受限。这些症状不改善，会影响新手妈妈的自我认知，导致产后抑郁。

2. 新生儿的性别与健康情况会影响新手妈妈的情绪

对新生儿的性别有期待的家庭，如果新生儿的性别没有满足原期待，容易诱发新手妈妈产后的失望、沮丧的心情。长时间得不到缓解，容易患上产后抑郁。对有重男轻女观念的家庭，对新手妈妈来讲更是一个巨大的压力。而新生儿在出生后，也容易出现一些健康问题，如新生儿黄疸、肠痉挛、湿疹等，这些问题虽不会给新生儿带来身体上的巨大伤害，但也折磨着新手妈妈爱孩子的心，这时，也容易产生担忧、焦虑等情绪。

3. 照顾婴儿的艰辛会让新手妈妈感到情绪不佳

有些新手妈妈会对孩子健康过分关注，或者自以为对孩子照顾不周或乳量不足而责怪自己。因喂奶而无法正常的睡眠，造成失眠，正常的作息完全被打乱，也是产生产后抑郁情绪的原因。

4. 家庭支持度不高使新手妈妈情绪不佳

新手妈妈从家人、朋友那里得不到足够的帮助、爱护、抚慰，会让新手妈妈感到悲伤和痛苦。尤其是新手爸爸的缺席，更会给新手妈妈造成伤害。再有，家庭成员的变化，也会带来一些摩擦。如婆婆、妈妈加入带娃大军，必定会带来一些与新手妈妈生活习惯不同的做法，以及育儿观念上的冲突，这将是让新手妈妈忧郁、焦虑、委屈的一个压力源。

5. 经济因素会影响新手妈妈的心情

有研究表明，经济贫困的新手妈妈发生产褥期抑郁症的比例是中产阶级妇女的两倍。经济因素会让新手妈妈产生焦虑、担忧的情绪，需要及时地进行调节。

除以上因素外，新手妈妈的个性特点、孕期心理准备情况、不良的孕产史也是诱发产后抑郁的因素。

专家悄悄话

新手爸爸、新手妈妈们其实只要找到原因就可以探其解决之道。根据自身情况，有针对性地认识产后抑郁产生的原因，家人给予新手妈妈更多的理解、帮助和支持，大多新手妈妈会走出产后抑郁的阴霾。

如果自身调节长时间得不到改善，就需要寻求专业人士的帮助。可以到当地的专业心理咨询机构或精神专科医院，在专业人士的评估和引导下，进行相应的咨询或治疗。

自我诊断与记录

自我筛查：爱丁堡产后抑郁量表（EPDS）

爱丁堡产后抑郁量表包括 10 项内容，根据症状的严重度，每项内容分 4 级评分（0、1、2、3 分），于产后 6 周进行，完成量表评定约需 5 分钟。需要注意的是产后抑郁症筛查工具应用的目的不是诊断抑郁症，而是识别那些需要进一步进行临床和精神评估的女性。筛查工具可以帮助识别产后抑郁症，但不能代替临床评估。

【指导语】你刚生了孩子，我们想了解一下你的感受，请选择一个最能反映你过去 7 天内感受的答案。

1. 我能看到事物有趣的一面，并笑得开心
   A. 同以前一样
   B. 没有以前那么多
   C. 肯定比以前少
   D. 完全不能

2. 我欣然期待未来的一切
   A. 同以前一样
   B. 没有以前那么多
   C. 肯定比以前少
   D. 完全不能

3. 当事情出错时，我会不必要地责备自己
   A. 没有这样
   B. 不经常这样
   C. 有时会这样
   D. 大部分时候会这样

4. 我无缘无故感到焦虑和担心
   A. 一点也没有
   B. 极少这样
   C. 有时候这样
   D. 经常这样

5. 我无缘无故感到害怕和惊慌
   A. 一点也没有
   B. 不经常这样
   C. 有时候这样
   D. 相当多时候这样

6. 很多事情冲着我来，使我透不过气
   A. 我一直像平时那样应付得好
   B. 大部分时候我都能像平时那样应付得好
   C. 有时候我不能像平时那样应付得好
   D. 大多数时候我都不能应付

7. 我很不开心，以至失眠
   A. 一点也没有
   B. 不经常这样
   C. 有时候这样
   D. 大部分时间这样

8. 我感到难过和悲伤
   A. 一点也没有
   B. 不经常这样
   C. 相当多时候这样
   D. 大部分时候这样

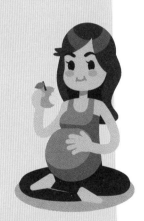

9. 我不开心到哭
   A. 一点也没有
   B. 不经常这样
   C. 有时候这样
   D. 大部分时间这样

10. 我想过要伤害自己
    A. 没有这样
    B. 很少这样
    C. 有时候这样
    D. 相当多时候这样

测试计分说明：

每个 A 计 0 分，B 计 1 分，C 计 2 分，D 计 3 分

你测出的分数：＿＿＿＿＿＿＿＿＿

EPDS 测查评分解释：

得分范围在 0～30 分，9～13 分作为诊断标准；总分相加≥ 13 分可诊断为产后抑郁症。若≥ 13 分，建议及时进行综合干预。

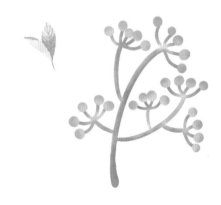

总不由自主地担心宝宝出事

 新手妈妈的困惑

　　宝宝出生后，面对娇嫩如花朵一般的小婴儿，每一对父母都想给宝宝最好的爱，享受着由呵护宝宝所感到的心灵的净化，领悟着付出才是真爱的人生真谛。可是，有些新手妈妈总会被一些可怕的念头所笼罩，总是担心宝宝会出现什么意外，担心自己睡着以后会失手伤害到宝宝，担心宝宝的用品不卫生而反复消毒、洗涤，担心宝宝身体不健康，反复观察宝贝的肢体和器官。有的新手妈妈隔一会儿就去查看睡眠中的宝宝是否还在呼吸，如果宝宝睡眠时间较长，就会着急害怕，甚至忍不住要把宝宝唤醒。

专家来诊断

如果有以上表现，你可能有产后强迫症的倾向。与普通强迫症状不同的是，产后强迫症状多数是指与伤害婴儿有关的、与自己意愿相违背的外来侵入性念头，而不会实施真正伤害婴儿的行为。

有些心理学家认为，强迫症是大脑回路中有关危险监测和避免伤害的部分功能失调的结果。在此基础上，我们或许可以把产后强迫症理解为对艰难育儿生活的过度反应。对新手妈妈来说，可能有某种强迫倾向是必要的，也是恰当的，比方说清洁和卫生方面的，但如果影响了正常生活，就是不合适的、病态的，需要寻求专业人士的帮助。

和产后抑郁症一样，得产后强迫症的不只是妈妈。有研究发现，在新手爸爸身上也发现过强迫症的症状。

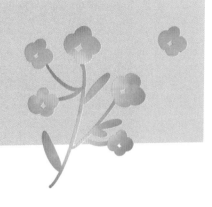

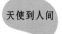

专家来支招

那么，对于轻微的强迫症状，我们在生活中该如何调节呢？

1. 改变认知，接受暂时的、轻微的强迫症状

这是你面对宝宝出生这一重大人生变化时，产生的过度反应，也是你对宝贝发自内心的由衷的爱，它对你呵护脆弱的婴儿是有帮助的。而且，随着宝宝一天天地长大，你的强迫症状也会减轻。

2. 接受自己，放松身心

意识到强迫的背后有一种焦虑的情绪。认识到自己的焦虑，认识到自己总在关注宝宝的安全，认识到自己把焦虑的情绪通过过度洗涤、过度检查的行为，以及头脑中可怕的想法来缓解。还要意识到强迫的背后有一种追求完美的特质。容易有产后强迫症状的新手爸爸、新手妈妈们，做事认真、注重细节、讲究秩序，对自己和周围的环境有一种严密的控制思想。这就需要我们接受自己，接受当下的变化，告诉自己我可以接受一些混乱和不完美。

放松身心，可以通过伴随着音乐的冥想来缓解。选择一些动听、舒缓的乐曲，坐下来或者躺下来，想象自己正身处阳光明媚的沙滩或清爽宜人的林间，沐浴着阳光、感受着清风、聆听着鸟语、呼吸着花香。想象自己处在一个安全、温暖、舒适，被无条件地爱护与接纳的环境中。每天进行一次这样的心灵的洗礼吧！

3. 转移注意力，开展一些轻松的娱乐活动

在育儿早期，新手爸爸、新手妈妈们是要将相当大精力投入到对孩子的照顾中去，但在适当的时机可以转移一下注意力，开展一些其他活动。比如在孩子睡着、有老人或保姆看护的时候，新手爸妈可以一起去散散步、吃个甜点，逛个街、看场电影。这样既有助于强迫症状的缓解，也有利于夫妻感情的沟通与交流。新手妈妈也可以把重心放在自己身上，去开展一些恢复体型的活动，比如瑜伽、慢跑等。面对娇嫩如花的婴孩，新手爸妈也不要忘记自己。自己的身心健康，是给宝宝最坚实的保障。

4. 求助于心理咨询师或精神科医生

当这些不由自主的想法和行为已经影响到你的生活，而自己进行调整也不能得到缓解时，你需要去当地专业的心理咨询机构或精神专科医院，寻求专业帮助，在专业人士的评估和引导下，进行相应的治疗或咨询。

自我诊断与记录

1. 你有哪些产后强迫的症状？
   - ☐ 总是为一些莫名其妙的事担心
   - ☐ 反复确认某些事情　　☐ 反复洗涤
2. 你从文章中学到了哪些调节自己产后强迫症状的方法？

_____

心情加油站 3

我必须要当好"奶牛"

新手妈妈的困惑

经历了十月怀胎的辛苦，一朝分娩的痛楚，终于迎来了新生宝宝。面对娇弱的宝宝，又一个难题摆在了新手妈妈的面前："我的奶够不够宝宝吃？我能不能当好'奶牛'呢？"

专家来诊断

诚然，母乳喂养好处多多，世界卫生大会也曾通过了"纯母乳喂养至 6 个月，之后适当添加辅助食品并继续母乳喂养至 2 年或更长的时间"的决议。这个决议已被视为全球婴幼儿喂养的黄金标准。为了给宝宝最好的爱，很多妈妈都下定决心，必须要当好"奶牛"！

亲爱的宝妈们，任何事一旦加上"必须""一定""应该"的限定，就成了一种不合理的信念。而这种不合理的信念，会给我们的生活带来一定的困扰。

这种加上"必须""一定"的不合理信念，在认知行为疗法中，被称为绝对化的要求。绝对化要求是指个体以自己的意愿为出发点，认为某一事物必定会发生或不会发生的信念。

可是，客观事物的发展有其自身的规律，不可能完全依个人意志而转移。如果执着地抱着"我必须要当好'奶牛'"的信念，就很可能触发焦虑、紧张情绪，对外界的刺激也会变得过分敏感。当事情没有按照预先的设想发展时，就会阻碍解决困难的步伐，反而陷入难以接受、无法适应及痛苦、沮丧、自怜自艾、怨天尤人的情绪困境中。

在初为人母的艰难时期，我们会不由自主地担心孩子，想给孩子全面的爱，同时会苛责着自己，总担心给孩子的不够多、对孩子不够好。当我们的乳房软软地垂下时，我们会焦虑不堪，反复地、粗鲁地掐捏自己的乳房，会不管自己身体是否需要，大杯大杯地喝着豆浆及各种汤汁。这一番折腾后，看着乳房终于胀满才志得意满。把宝宝抱在怀中，仔细观察着宝宝吸吮奶头时的样子，侧耳倾听着宝宝吞咽的声音，如果宝宝喉咙里发出"咕咚咕咚"的吞咽声，我们才会松了一口气，心满意足。在这场自己给自己安排的考场中，我们也似乎获得了暂时的胜利。而当乳房再次软软垂下后，又是下一场考试备考的开始。我们何苦这样自己为难自己呢？

新生儿总会要哭闹的，旁边的婆婆、妈妈也总会问一句："是不是饿了？是不是奶不够啊？"这些话无疑又触发了我们敏感的神经，我们急于辩解、急于证明，甚至不惜把奶挤出证明。这真是何苦哀哉啊！

 专家来支招

转变信念，变"我必须"为"我尽力"。当然，问题并不在于喝豆浆和汤水以及观察宝宝吮吸情况等行为上，而是在于心境。我们是否可以享受地、轻松地做这些事，而不是紧张、焦虑呢？请不要自设考场，请不要为难自己。

这"必须"二字，是让新手妈妈们进入考场的准考证，是使我们坠入情绪陷阱的开关，我们是否可以换"必须"为"尽力"呢？"所谓尽人事，听天命"，"我尽力了，至于结果如何，我都可以坦然平静地接受"。

新手妈妈们，在温柔地对待宝宝的同时，也请温柔地对待自己。对宝宝来说，和母乳相比，妈妈平和、愉悦的心情更重要，更能让宝宝感到安全、踏实。

自我诊断与记录

1. 你在照顾新生宝宝的过程中，有"我必须"这样的不合理信念吗？如果有，请你写下来。

我必须_____

我必须_____

我必须_____

2. 请你将以上你写下的不合理信念，转化为下面的句式。

我尽力_____

我尽力_____

我尽力_____

生完娃，我常感到没被尊重

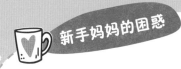
新手妈妈的困惑

　　很多新手妈妈有这样的感觉：十月怀胎就是当10个月的皇后。之后，就是奶妈、保姆。生娃前，你是你；生娃后，你不再是你，而是孩子他妈。你的身份要由孩子来界定。从坐月子开始，不被尊重、不被爱的感觉便不断向新手妈妈袭来，折磨着新手妈妈的心。婆婆、妈妈端来的汤汤水水，主要的目的是为了下奶，却不管你爱不爱吃、吃不吃得下。喂奶时，会有人在旁边听宝宝喝奶时"咕咚、咕咚"的吞咽声，听到了会笑眯眯地走开；没听到，就会紧张地问："是不是没奶啊？"

专家来诊断

新手妈妈所有的行动，都要以宝宝的健康为先，这自然是理所应当。但新手妈妈毕竟是独立的个体，也有自己的需要与渴望，这也是无可厚非的。新手妈妈感到个人的生活空间被压榨，感到作为一个人应有的尊重被漠视，感觉不到来自家人对她的关心与爱护，必然会有愤怒、委屈、哀伤等心情。

养育宝宝的初期，由于对护理方式还在探索阶段以及新生儿特殊的生理特点和混乱的作息等原因，全家人的关注点都放了如何照顾好宝宝这一个问题上。新手妈妈作为个体的需求被压榨，作为母亲角色的职责被过度地关注。这时，毫不夸张地说，新手妈妈几乎成了育儿的工具，一个超大号的"奶瓶"。再加上新手妈妈的自我功能还未全面恢复，在个人行动与情感上会对家人有更多的期待与依赖。这样，就容易使新手妈妈产生不被尊重的感觉。

专家来支招

新手妈妈们有了不被尊重的感受，要怎么疏导呢？

给新妈妈的建议

1. 不要压抑自己的感受

压抑导致情绪得不到疏解，而是慢慢地积蓄，时间一长，压不住了，再暴发，不仅不利于新手妈妈的身心健康，也不利于家庭关系的和谐。

2. 尝试用"一致性"沟通的方式，合理地表达情绪

任何一种沟通都包含着两方面的信息，即语言方面的和情感方面的，或说非语言方面的。当人们的语言信息与非语言信息一致时，我们就称为"一致性的沟通"。一致性的沟通是要碰触到自己的心，了解自己真正的感受和渴望是什么。新手妈妈在上文的那种情境中，不妨这样说："妈妈，你在旁边看我喂奶，我感到很别扭，很不舒服。"不评论、不批评，就是单纯直接地表达自己的切身感受。婆婆和妈妈们听了，也不会无法接受。

3. 开始关注自己，找回自己

有些妈妈会认为"娃那么小，我当然要以他 / 她为先"。自己蓬头垢面，不顾形象，一心只想着娃。但是，你这样却也给了家人可以忽视你的暗示。当自己开始行动时，开始关注自己的外在与内在的恢复与重建时，家人也会有所改变。

给家人的建议

家人们也应该注意呵护新手妈妈平和愉悦的感受，注意不要引起新手妈妈被忽视、不被尊重的感觉。具体做法包括以下两点。

1. 多和新手妈妈交流

在具体的生活小事上，多询问新手妈妈的意见。比如在吃饭问题上，先问一问新手妈妈想吃什么。新手爸爸可以多陪新手妈妈说说话，多陪孩子玩。

2. 尊重新手妈妈的隐私

新手妈妈由于生产，身体没有完全恢复。尤其是在坐月子期间，可能需要别人协助才能完成喂奶、洗澡等事。这时，应该由新手爸爸或姥姥来帮助完成，其他的家庭成员应该及时回避。

自我诊断与记录

生产后，你感到过不被尊重吗？请选择（　　）

A. 一点也没有　　　B. 极少这样　　　C. 有时候这样经常这样

你学会了用哪些方法来缓解不被尊重的感觉？

_____

大宝怎么了

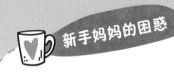

很多妈妈怀上二宝以后，会发现以前很乖、很听话的大宝变得比以前黏人了，而且容易哭闹、发火。二宝出生后，大宝会变得越来越不听话，不愿意去幼儿园，还不愿意自己吃饭，要妈妈喂、要和二宝一样喝奶瓶。还有，大宝会嘴上说着要亲亲小弟弟、小妹妹，却咬了二宝，使得爸妈都不敢让大宝靠近二宝了。大宝这到底是怎么了？

专家来诊断

　　由于二宝的到来，大宝会感到自己的关爱被分走了，感到自己唯一的地位受到了威胁，因而产生了争宠、依赖行为和嫉妒情绪。

　　小孩诞生进入家庭是家庭发展的阶段之一，意味着家庭系统要接纳新成员。此时，有些成人都会出现一种"发展性危机"，即在正常的成长和发展过程中，急剧的变化所导致的异常反应。由于成人有更多的调节和应对方式，能够较快地平衡和适应环境。但对于小孩子来说，他们只能被动地接受这个危机。他们会发现随着家庭结构发生改变，原本独生子女的待遇改变了，大人尤其是爸妈的关注和爱都突然被分走了，内心的失落感便油然而生，进而采取行动，用行动来表达感受。

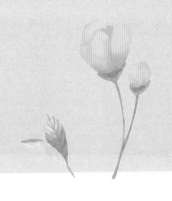

专家来支招

爸妈该如何解决大宝的烦恼呢?

1. 请注意呵护大宝的情绪

父母要理解,二宝出生后,大宝有被冷落的感觉是正常的。父母不要压抑大宝的感受,在他表现出一些异常行为时,要倾听大宝的心声,鼓励他/她说出自己的感受。并要告诉大宝:父母并不是不爱他/她,只是弟弟妹妹太小。父母要避免因出于对二宝的保护,对大宝有过激言行,这对大宝是一种伤害,也不利于兄弟姐妹之间感情的建立。对大宝争宠、依赖的行为,父母要多体谅;对大宝的嫉妒心,也不要指责。依赖和嫉妒同样来源于一种自身价值不如别人的虚构感情。父母的不理解和指责,会强化这种体验。嫉妒不是一种缺点,而是一种痛苦的感受,应该得到大人的同情和爱。

2. 父母引导大宝做好有弟妹的心理准备

可以跟大宝多讲讲,他/她还是新生儿的时候,是如何被父母、家人照顾、爱护的。同时提出期待,希望大宝也可以像家人爱护他/她一样,爱护弟弟妹妹。在妈妈孕育二宝的过程中,和大宝一起设想,有了弟弟妹妹后,一起玩笑的快乐场景。可以用游戏的方式,演练二宝出生后的家庭生活。请大宝照顾布娃娃,从心理上,适应有弟弟妹妹的生活。

3. 请大胆地让大宝参与照顾

父母总会觉得孩子做事没轻没重，怕大宝伤到二宝，于是把大宝轰走。这种做法会伤害到大宝，大宝会认为父母有了二宝就不要他了。好的做法是：父母要有意识地让大宝为弟弟、妹妹做些事，比如冲奶粉、换尿布等，在行为上培养他 / 她对弟弟妹妹的责任心，从而体现他 / 她的重要性，这样他 / 她才会明白什么是兄弟姐妹的关系。长大后，他 / 她才会把这种关系带入生活，形成一种责任感，培养健康的人际关系。

自我诊断与记录

你学会了哪些可以用来解决大宝烦恼的方法？

_____

_____

_____

_____

看着宝宝的小脸，我却没什么感觉

社会万花筒

　　6天前，在鬼门关走了一圈，经历了痛苦的顺转剖，小静终于母子平安，生下了一个可爱的男宝宝。可是，从小静第一眼看到宝宝直到现在，她居然一点感觉都没有，仿佛他是别人家的孩子，他哭了、饿了，都与她无关。

　　小静不禁问道："我是怎么啦？我难道不应该泪眼婆娑、幸福甜蜜？我是他妈妈呀，我受了那么多苦才生下了他，我怎么会对他没感觉呢？我的心理一定不正常了，我想做一个正常的人，爱自己的宝宝，他那么可爱、那么弱小，他需要妈妈的爱……"

专家来诊断

其实，不少妈妈在看到孩子第一眼时都是没有什么感觉，既不像大家说的会喜极而泣，也不会百感交集。甚至有的新手妈妈在宝宝出生几个月后都对宝宝没什么感觉。当周围的亲朋好友表示出惊讶时，妈妈们就不免会怀疑起自己是不是真的有心理问题，怎么对待自己的宝宝会如此"冷漠无情"呢？

那么，新手妈妈们为什么会有这样的表现呢？

1. 二人世界的生活里突然多了个小人儿，一时不能适应

虽然经过了十月怀胎，准妈妈们以为自己已经做好了当妈妈的准备，但当一个宝宝真的从自己的肚子里出来的时候，准妈妈们就会有些手足无措，看着这个奇怪的"小东西"有些茫然，不知道自己未来的生活会因他而改变多少，再加上刚刚分娩过后，尤其是难产消耗大量体力的准妈妈，体力更加不支，需要休息，也就顾不上有什么想法了。

2. 宝宝的样子和你想象的大不同

很多妈妈觉得期待已久的宝宝，怎么生下来后长得那么丑呢？和怀孕时自己的想象太不一样了！也有一些妈妈因为孩子是意外而来，不舍得放弃，而生了下来的，心理上还没有做好当妈妈的准备。尤其是那些特别年轻或者关

系一般甚至不和的夫妻，意外有了宝宝的。像小静就是这样，她和老公原本是准备离婚的，就在准备离婚的过程中意外有了宝宝，两人都喜欢孩子，不忍心打掉宝宝，最后决定生下来，小静对宝宝没有任何期待，因此她见到宝宝后的几天内也都没有什么感觉。

3. 产后抑郁情绪在作祟

除了以上几种情况，还有一种情况需要新手妈妈们和家人高度注意，就是产后抑郁。造成产妇情绪低落、压抑、不安、入睡困难、对日常活动没有兴趣、对宝宝没感觉甚至讨厌，感到自己毫无价值、绝望，甚至想到伤害自己或者伤害宝宝。

专家来支招

如果新手妈妈遇到这种情况该怎么办？

新手妈妈不用着急，只要多抱抱宝宝、多和宝宝说说话，就会激发你的母爱了，过段时间，你就会慢慢进入母亲的角色。

对于有了产后抑郁的新手妈妈，一方面要自我调适，另一方面要寻求丈夫、家人和朋友的帮助，尽量让家人明白产妇的心理变化，请他们多陪自己说说话，理解自己的想法和行为。抑郁症状严重的的话，一定要尽快就医，接受专业的治疗。

自我诊断与记录

☐ 工作压力大

☐ 经常情绪不好

☐ 经常想"那是别人家的小孩"吧

☐ 经常想着自己还不是妈妈的时候

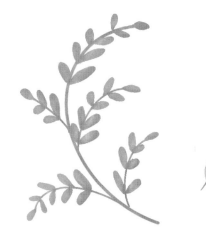

爸爸们的产后抑郁

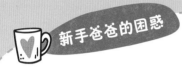

新手爸爸的困惑

　　热闹繁华的休闲广场上，一个爸爸正在逗着婴儿车里的宝贝玩。宝贝红扑扑、胖嘟嘟的笑脸是那么可爱，年轻的爸爸也笑容灿烂。这时，爸爸转过身去拿婴儿车后面孩子的水瓶，当他再次转过身来时，却发现孩子不见了。他焦急、疯狂地寻找……这是一个新手爸爸在孩子出生后做的一个噩梦。新手爸爸为何会做这种把宝宝弄丢的梦呢？是怕自己照顾不好宝宝吗？

专家来诊断

通过梦境，我们看到了新手爸爸对孩子降生的焦虑、紧张的情绪。如果新手爸爸还出现了做什么事都提不起精神、容易发脾气、经常逃避到工作中、感到自己在家庭中是多余的、感到孤独、缺乏兴趣的话。那么新手爸爸有可能患上了产后抑郁。

当爸爸了，对很多男士而言，其实是一个压力事件。爸爸们也会有各种情绪，也会产后抑郁。

1. 新手爸爸会感到失落

以前二人世界，妻子的注意力全在丈夫身上。而有了孩子，不光妻子，全家人的关心、爱护都集中到了孩子身上。新手爸爸成了"多余的人"，成了家中可有可无的"影子"，他们常会感到压抑、情绪低落，甚至悲伤。

2. 新手爸爸会感到焦虑

有了宝宝，经济压力瞬时加大，新手爸爸急于通过自身的努力，让妻儿的生活得到保障，得到更多的改善。但这时，现实与期望常会产生一定的差距，心理负担重、压力大、焦虑、内疚，也是新手爸爸们普遍的心理状态。

3. 新手爸爸会感到矛盾

既为有了宝宝而感到高兴，又会因妻子关心宝宝忽视他而感到孤独。有些新手爸爸甚至会提出把宝宝全权交给祖辈照顾，这样就又可以过二人世界了。

4. 新手爸爸会感到烦躁

因夜里宝宝哭闹，影响睡眠；白天上班，工作压力大，新手爸爸常会出现脾气不佳、烦躁不堪。有的回到家会以默不作声来压抑自己的情绪，有的还可能会找事由和妻子吵架。

以上的这些情绪，都是新手爸爸在面对孩子到来时产生的。经历了十月怀胎，新手妈妈的角色转换是非常快的，而大部分爸爸进入角色的过程会很缓慢。新手爸爸虽认识到父亲的角色要承担责任，但缺乏对自我与外部环境的整合能力，角色转换的羽翼还未丰满。努力了，却还是达不到游刃有余的地步，应付不了自己的心理疲劳、负性情绪以及家庭结构变化带来的关系冲突。

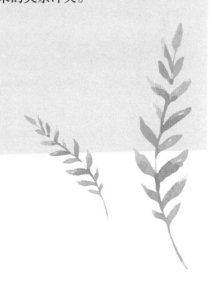

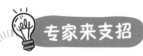

心情好，
孕才好

专家来支招

1. 新手爸爸的产后抑郁是面对新生活、调整新状态、承担新角色的号角。为了宝宝和家庭，新手爸爸们要努力克服、调整，为妻子和孩子撑起一片天。

2. 新手爸爸们应该调整认知、转换思维。家人都各司其职，忙于应付新的家庭变化，"我被忽略是正常的，这个时候难道让妻子撇下孩子吗？这真的是我期盼的吗？"

3. 新手爸爸也要积极参与到孩子的照顾、妻子的抚慰中去。在工作之余，尽其所能，注意与孩子的互动，注意与妻子的交流。如果新手爸爸真的忙于工作，无暇及此，也要注意与妻子的交流，获得妻子的理解。

自我诊断与记录

看了这篇文章，你收获了哪些有价值的信息？

_____

_____

_____

初为人父，如何与宝宝相处

新手爸爸的困惑

　　宝宝出生后，如何跟宝宝相处成了让很多新手爸爸有些手足无措的事情。大多数新手爸爸会选择干更多的家务和更卖力地工作，而与宝宝的直接接触、沟通和交流却很少。他们不是不想，而是不知道怎么做。

专家悄悄话

　　面对新生婴儿，爸爸们常感到茫然无措、不在状态，会感到帮不上忙、没有存在感。于是，爸爸们以努力工作的方式，承担起自己的那份责任。但是，过度忙于工作却忽视了与宝宝的早期交流，这不能不说是一种逃避。这样会错过很多与宝宝建立感情及增强父亲身份意识的机会，也不利于宝宝心理的健康成长。

　　在新生儿时期，宝宝在经历两个月的"自闭状态"后，会开始与母亲逐渐形成一个"共生圈"。在这个时期，母亲的角色显得更为重要，她为宝宝建立一个保护圈，让宝宝感到安全。但这并不是说父亲的角色就不重要了。在整个母婴的"共生"过程中，也就是孩子的婴儿期，父亲可以分享母亲与孩子的亲密，并把分享逐渐转变成独特的、具有第三者功能的角色。父亲这个处于外界且特别的人，可以帮助母亲和孩子从共生的二元体中解放出来，顺利进行分离。为幼儿期的母婴分离打下基础，可以说父亲是母婴分离的加速器和稳定剂。

专家来支招

新手爸爸在婴儿出生的早期，就要注重与宝宝的交流互动。而母亲也不要大包大揽，一定要给爸爸与宝宝接触的空间。这样，为宝宝心灵大厦的建造，打下一个坚实的地基。

1. 跟宝宝多点肌肤接触

新生宝宝感受和交流能力很弱，但触觉相对敏感，所以，新手爸爸要跟宝宝多点肌肤的接触，并在接触过程中努力使宝宝产生一种愉悦的情绪体验。新手爸爸可以给宝宝洗澡，洗澡时，用柔软的毛巾轻柔地擦洗宝宝的全身。之后，稳稳地把宝宝抱到床上，给宝宝抹上按摩油，进行抚触。这一系列的动作，做的时候都要轻柔，而且还要边做边和宝宝说话。这对于宝宝来说无疑是一种非常愉悦的体验。

2. 尊重宝宝的需要

在新手爸爸与宝宝相处时，不能率性而为，不能自己高兴了就抱过宝宝耍弄一番，自己没心情了就对宝宝不理不睬。新手爸爸不能以自己为中心，把宝宝当作自己的玩具。比如当宝宝抱着奶瓶吃得正香的时候，有的新手爸爸会跟宝宝开玩笑，突然把奶瓶抢走，然后再还给宝宝，如此反复再三。这种做法实在有点荒唐，这只会让宝宝感到惊惶无措。既不利于父子感情的建立，也不利于宝宝身心健康成长。

3. 细心观察宝宝的状态，主动承担照顾事宜

和宝宝玩久了，当宝宝出现疲态或哭闹的现象时，新手爸爸应该及时停止玩乐，给宝宝一个安静舒适的环境，让宝贝充分休息。陪宝宝玩的时候，如果突然发现宝宝有拉屎的表情，应耐心地等宝宝拉完，然后及时更换尿布。一些新手爸爸采取的"紧急呼救"，如大喊"宝宝拉屎了，快来呀！"然后把换尿布的事托给别的家人的这种躲避态度，会让宝宝不信任爸爸。爸爸不仅应该去享受宝宝带来的快乐，也要承担宝宝带来的不便、劳累，甚至痛苦。

父爱如山。请新手爸爸们勇敢地迈出自己成长的关键一步，为宝宝托起一片天，让宝宝能在爸爸的臂弯里、肩膀上找到安全与温暖、支持与力量。

自我诊断与记录

看了这篇文章，你收获了哪些有价值的信息？

_____

作为新手爸爸，你曾做了哪些有效的努力？

_____

GAD-7 焦虑症筛查量表

姓名：_____ 日期：_____

在过去的**两周**里，你生活中有多少天出现以下的症状？请在答案对应的位置打"√"。

	没有	有几天	一半以上时间	几乎天天
1. 感到不安、担心及烦躁	0	1	2	3
2. 不能停止担心或控制不了担心	0	1	2	3
3. 对各种各样的事情过度担心	0	1	2	3
4. 很紧张，很难放松下来	0	1	2	3
5. 非常焦躁，以至无法静坐	0	1	2	3
6. 变得容易烦恼或易被激怒	0	1	2	3
7. 感到好像有什么可怕的事会发生	0	1	2	3

计分：

总分为 1～7 题所选答案对应数字的总和。

总分	判断	建议
0～4	没有焦虑症	注意自我保重
5～9	可能有轻微焦虑症	建议咨询心理医生或心理医学工作者
10～13	可能有中度焦虑症	最好咨询心理医生或心理医学工作者
14～18	可能有中重度焦虑症	建议咨询心理医生或精神科医生
19～21	可能有重度焦虑症	一定要看心理医生或精神科医生

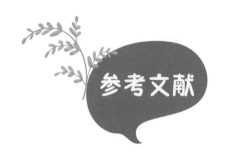

[1] 许锐恒，许晓君，合译．久坐生活方式：一个全球性的公共卫生问题．百度文库，2010-8-20.

[2] 韩爱敏．先兆流产与孕期生活事件及心理压力的相关性研究．石家庄：河北医科大学，2015.

[3] 李学君，王冰，朱霞，陈贤如．916 例不孕症患者心理问题的调查及内观疗法观察．见：第五届国际中医心理学学术大会论文集，北京，2015：82-88.

[4] 尉敏炜，吴再再，郭晓晓，等．中国人口增长预测．浙江外国语学院学报，2010,28（2）:104-112.

[5] 王芳．初产孕妇心理压力分析与疏导．中国妇幼保健，2007,22(22): 3056-3058.

[6] 王蒂，蔡传兰，王磊，等．孕早期焦虑、抑郁与 4～11 个月婴幼儿气质．安徽医科大学学报,2014, 49(12):1743-1746.

[7] 黎荔，张森兰，石俏萍，等．心理咨询干预在孕早期先兆流产病人中的应用．护理研究,2011,25(2):108-110.

[8] 李春华，楚德昌，陈巧云．初孕妇女心理健康状况调查．护理研究，2002, 16 (8): 455.

[9] Melender HL，Lauri S. Fear associated with pregnancy and child birth experiences of women who have recently given birth. Midwifery, 1999，15:177-182.

[10] 潘集阳，王厚亮，李小毛，等．孕妇的焦虑抑郁情绪对照研究．中国临床心理学杂志,2000,8(2):114-115.

[11] 续民.为何女人怀孕后脾气大.人人健康,2012,31(13):50.

[12] 骆伯巍.女性高焦虑倾向原因初探.心理科学,1997,20(4):378-379.

[13] 陈永.母亲孕期压力大影响孩子性格.健康伴侣,2009,35(9):8.

[14] 张春晓,刘文,邵姝姮.幼儿情绪能力发展与母亲气质、教养方式的关系.学前教育研究,2015(3):10-16.

[15] 白丽.论父母性格对幼儿性格养成的影响.家教世界:创新阅读,2013(2X):36-37.

[16] 宫也.女性高领生子,或增长寿概率?.中国妇女报,2015,6(29):B2.

[17] 厉萍.早孕反应的相关心理社会因素研究.济南:山东师范大学,2003.

[18] 霍寿喜.心理健康不可忽视气象条件.环境,2000,7（9）:16.

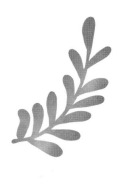

06